Guia Prático de
**Alergia e Imunologia Clínica
Baseado em Evidências e
Medicina de Precisão**

2ª edição

Guia Prático de Alergia e Imunologia Clínica Baseado em Evidências e Medicina de Precisão

2ª edição

Fernando Aarestrup

Médico Especialista em Alergia e Imunologia Clínica pela Associação Médica Brasileira (AMB) e Associação Brasileira de Alergia e Imunologia (ASBAI). Chefe do Serviço de Alergia e Imunologia do Hospital e Maternidade Therezinha de Jesus (HMTJ) – Suprema, Faculdade de Ciências Médicas e da Saúde de Juiz de Fora (FCMS/JF). Chefe do Laboratório de Imunopatologia e Patologia Experimental, Centro de Biologia de Reprodução (CBR), Universidade Federal de Juiz de Fora (UFJF/MG). Doutor em Patologia pela Universidade Federal Fluminense (UFF), Niterói/RJ. Pós-doutorado pela Rockefeller University, Nova York/EUA. Pós-doutorado pela Universidade do Porto, Portugal.

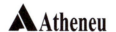

Rio de Janeiro • São Paulo
2020

EDITORA ATHENEU

São Paulo —	Rua Avanhandava, 126 – 8º andar
	Tel.: (11)2858-8750
	E-mail: atheneu@atheneu.com.br
Rio de Janeiro —	Rua Bambina, 74
	Tel.: (21)3094-1295
	E-mail: atheneu@atheneu.com.br

CAPA: Equipe Atheneu
PRODUÇÃO EDITORIAL: Equipe Atheneu
DIAGRAMAÇÃO: Rosane Guedes

CIP-BRASIL. CATALOGAÇÃO NA PUBLICAÇÃO
SINDICATO NACIONAL DOS EDITORES DE LIVROS, RJ

A11g
2. ed.

    Aarestrup, Fernando Monteiro
      Guia prático de alergia e imunologia clínica baseado em evidências e medicina de precisão / Fernando Monteiro Aarestrup. - 2. ed. - Rio de Janeiro : Atheneu, 2020.

      Inclui bibliografia e índice
      ISBN 978-65-5586-020-7

      1. Alergia - Manuais, guias, etc. 2. Imunologia - Manuais, guias, etc. I. Título.

20-65235   CDD: 616.97
                     CDU: 616-022

Leandra Felix da Cruz Candido - Bibliotecária - CRB-7/6135

03/07/2020   07/07/2020

AARESTRUP, F. M.

Guia Prático de Alergia e Imunologia Clínica Baseado em Evidências e Medicina de Precisão – 2ª edição

© *Direitos reservados à EDITORA ATHENEU – São Paulo, Rio de Janeiro, 2020.*

Prefácio à 2ª edição

A Medicina do século 21 apresenta dois conceitos novos que pautam as diretrizes modernas para o exercício da profissão em sua plenitude. A conduta médica direcionada pela ciência desenvolvida a partir de ensaios clínicos de qualidade caracteriza a Medicina Baseada em Evidências (MBE). Oferecer as melhores condutas e tratamentos é o objetivo principal da MBE colocando o conhecimento científico a serviço das pessoas. Os avanços da Medicina do século 21 não pararam na utilização da MBE na prática médica. O desenvolvimento da imunologia associado à biotecnologia proporcionou a existência da Medicina de Precisão, também denominada Medicina Personalizada. Situações clínicas graves em várias doenças com pouca capacidade de resolução passaram a ter esperança de cura com o uso terapêutico dos anticorpos monoclonais. A Medicina de Precisão em conjunto com a MBE modificaram a vida das pessoas. Nesta segunda edição, focamos essa revolução da Medicina do século 21 que também está acontecendo na Alergia e Imunologia Clínica. Mantivemos a mesma estrutura clássica de nosso guia prático objetivando consulta rápida em benefício da solução de problemas durante o exercício da clínica. Esta obra utiliza a MBE e a Medicina de Precisão para apresentar, de modo conciso e esquemático, o que de melhor existe em termos de conhecimento científico em Alergia e Imunologia Clínica. As principais doenças alérgicas e imunológicas são abordadas em tópicos, nos quais o conhecimento sobre a importância clínica, imunopatologia, diagnóstico e tratamento são apresentados. Em todos os capítulos, apresentamos novas estratégias de tratamento utilizando os anticorpos monoclonais, atualmente denominados medicamentos biológicos. O emprego de biológicos na Alergia e Imunologia proporcionou o controle de diversas doenças que apresentavam um quadro clínico de difícil resolução. Vivenciamos com o uso dos biológicos resultados terapêuticos extraordinários, recuperando a qualidade de vida de muitas pessoas. Desejo a todos um bom uso desta obra no exercício da Medicina.

O Autor

Prefácio à 1ª edição

Aplicando a Medicina Baseada em Evidências na alergia e imunologia clínica

O médico dos dias de hoje tem um desafio muito grande para poder alcançar sucesso profissional e pessoal. A produção e o fluxo de informações científicas apresentam níveis de velocidade alucinantes. Essas informações circulam de modo democrático pela internet para leigos e médicos, tornando o exercício da Medicina ainda mais complexo pela existência de fontes de divulgação de conhecimentos com diferentes patamares de qualidade. Associado a essa complexidade de uma rede de informações heterogênea, o tempo dos médicos disponível para estudo e atualização é cada vez mais escasso.

Por questões éticas e de realização profissional e pessoal, exercer a Medicina com excelência é um objetivo de todos os médicos. Para vencer o desafio de cada vez mais proporcionar o melhor para os nossos pacientes, a Medicina Baseada em Evidências (MBE) é, atualmente, uma ferramenta imprescindível para o exercício da profissão.

Na MBE, o conhecimento científico é avaliado de acordo com níveis de evidência e recomendações, tendo como base a aferição da qualidade e reprodutibilidade dos estudos científicos. O principal objetivo da MBE é proporcionar ao médico a tomada de decisões clínicas utilizando-se das melhores informações disponíveis para estabelecer o diagnóstico e o tratamento das doenças. A MBE tenta conciliar a falta de tempo e a heterogeneidade do conhecimento científico, fazendo uma análise criteriosa da qualidade das informações e disponibilizando ao médico condutas comprovadas cientificamente, possibilitando o exercício de uma Medicina de excelência.

Esta obra utiliza a MBE para apresentar, de modo conciso e esquemático, o que de melhor existe em termos de conhecimento científico em Alergia e Imunologia Clínica. As principais doenças alérgicas e imunológicas são abordadas em tópicos, nos quais o conhecimento sobre a importância clínica, imunopatologia, diagnóstico e tratamento são apresentados. Em todos os capítulos, apresentamos conceitos fortalecidos pela sua reconhecida comprovação científica. Os níveis de evidência científica e recomendações são apresentados nos tópicos *Conduta sobre terapêutica de acordo com a literatura atual*. Finalmente, este guia de Alergia e Imunologia Clínica para a prática médica procura proporcionar aos médicos um instrumento moderno, ágil e atualizado, facilitando o exercício da Medicina nessa área do conhecimento.

Aplicação da Medicina Baseada em Evidências na prática clínica

Fundamentos da MBE

- A MBE tem a finalidade principal de auxiliar a tomada de decisões médicas utilizando critérios precisos de avaliação e de aplicação das informações científicas no contexto clínico;
- A MBE sintetiza a literatura científica atualizada e integra informações obtidas de estudos científicos em níveis de evidência e recomendações;
- As informações da literatura integradora da MBE, constituída por metanálises, parâmetros de conduta e análises de decisão (árvores de decisão), permitem aos médicos poupar tempo no processo de tomada de decisões clínicas;
- Devido ao grande volume de trabalhos científicos e ao escasso tempo para a busca dessas informações, a MBE é, nos dias de hoje, a principal ferramenta para orientar os médicos em suas condutas diagnósticas e terapêuticas;
- Na MBE, os médicos utilizam dados de estudos sistemáticos, reprodutíveis e sem tendenciosidade para aumentar a confiança no diagnóstico e terapêutica;
- Quando utilizamos a MBE na prática clínica, as evidências são aplicadas de modo sistemático, melhorando as possibilidades de desfecho da doença do paciente.

Níveis de evidência e recomendações

- Na MBE, a validade dos estudos publicados é realizada de modo sistemático, classificando determinada conduta de acordo com níveis de evidência e recomendações;
- A United States Preventive Services Task Force (USPSTF) desenvolveu um sistema de classificação do valor das evidências que é utilizado em todo o mundo (Quadro 1);
- Os parâmetros de evidência correlacionam-se diretamente com as recomendações;
- Os méritos dos estudos que possuem rigores metodológicos diferentes e as opiniões de especialistas são compilados para produzirem a classificação final das recomendações;
- A USPSTF utiliza as letras "A", "B", "C", "D" e "E" para classificar a qualidade das evidências (Quadro 2).

QUADRO 1 – Graduação da qualidade das fontes de obtenção das evidências de acordo com o sistema da USPSTF[1]

Grau	Especificação
I	Evidências obtidas de, pelo menos, um estudo controlado e apropriadamente randomizado ou de uma metanálise bem conduzida e baseada em estudos controlados e apropriadamente randomizados.
II-1	Evidências obtidas de estudos controlados e bem elaborados sem randomização.
II-2	Evidências obtidas de estudos de coorte ou de caso-controle bem planejados, de preferência de mais de um centro ou grupo de pesquisa.
II-3	Evidências obtidas de múltiplas séries de estudos com ou sem intervenção. Resultados inesperados em experiências sem controle.
III	Opiniões de autoridades no assunto, respeitadas e baseadas em experiência clínica, estudos descritivos e relatos de casos ou relatos de especialistas.

Fonte: Adaptado de AHRQ (2008).

QUADRO 2 – Graduação da qualidade das evidências de acordo com o sistema da USPSTF[2]

Grau	Valor das evidências
A	Há boas evidências para apoiar a recomendação.
B	Há evidências razoáveis para apoiar a recomendação.
C	Há evidências insuficientes, contra ou a favor, mas as recomendações podem ter outras bases.
D	Há evidências razoáveis para descartar a recomendação.
E	Há boas evidências para descartar a recomendação.

Fonte: Adaptado de AHRQ (2008).

---

[1]Agency for Healthcare Research and Quality – AHRQ. US Preventive Services Task Force: procedure manual. July, 2008 [acesso em 10 out. 2013]. Disponível em: http://www.uspreventiveservicestaskforce.org/uspstf08/methods/procmanual.pdf.

[2]Agency for Healthcare Research and Quality – AHRQ. US Preventive Services Task Force: procedure manual. July, 2008 [acesso em 10 out. 2013]. Disponível em: http://www.uspreventiveservicestaskforce.org/uspstf08/methods/procmanual.pdf.

Agradecimentos

Expresso minha gratidão a toda a equipe técnica da Editora Atheneu. Esta obra é fruto de um profissionalismo digno de aplausos.

Agradecimento duplamente especial à minha esposa, Bia Aarestrup. Como professora universitária e pesquisadora na área de Saúde, e também autora de livro didático, sua contribuição na elaboração de figuras e na discussão de como transmitir a mensagem do conteúdo foi fundamental para alcançarmos o objetivo de apresentarmos uma obra com estilo acadêmico inovador, mas com aplicação prática no exercício da clínica. Como esposa, está sempre ao meu lado, sonhando e realizando junto a mim projetos profissionais que nos ajudam a alcançar a meta de, pelo conhecimento, contribuir para a formação e capacitação médica. Com paixão e amor, construímos nossa vida pessoal e profissional e esta obra é fruto desses sentimentos.

Sumário

1. Alergia Respiratória, 1

Rinite alérgica, 1
Rinossinusite crônica, 9
Asma no adulto, 12
Asma na criança, 22
Imunoterapia com alérgenos via subcutânea (ITSC) no tratamento
  das alergias respiratórias, 30
Imunoterapia com alérgenos (ITA) via sublingual (ITSL) no tratamento
  das alergias respiratórias, 34
Aspergilose broncopulmonar alérgica, 36
Pneumonite de hipersensibilidade, 40
Literatura recomendada, 42

2. Alergia Ocular, 45

Conjuntivite alérgica, 45
Literatura recomendada, 48

3. Alergia Cutânea, 51

Dermatite atópica, 51
Dermatite de contato, 58
Urticária e angioedema, 61
Literatura recomendada, 69

4. Alergia no Sistema Gastrointestinal, 71

Alergia alimentar, 71
Alergia a proteína do leite de vaca, 75
Síndrome da alergia oral, 78

Esofagite eosinofílica, 79
Doenças gastrointestinais eosinofílicas, 82
Reações a aditivos alimentares, 84
Literatura recomendada, 86

5. Reações Anafiláticas, 87

Anafilaxia, 87
Literatura recomendada, 93

6. Angioedema Hereditário, 95

Angioedema hereditário, 95
Literatura recomendada, 102

7. Alergia a Veneno de Himenópteros e Alérgenos de Inseto, 103

Alergia a veneno de insetos himenópteros, 103
Imunoterapia injetável para veneno de insetos (picada/ferroada
de insetos himenópteros), 104
Prurigo estrófulo (reação de hipersensibilidade a antígenos presentes
na saliva de insetos), 106
Literatura recomendada, 108

8. Imunodeficiências Primárias, 109

Sinas de alerta para imunodeficiências primárias adaptados
para a população brasileira, 109
Distúrbios da imunidade inata e dos fagócitos, 110
Deficiência de células *natural killer*, 110
Neutropenia cíclica e neutropenia congênita grave (NCG), 110
Doença granulomatosa crônica (DGC), 112
Alterações no eixo IL-12/IFN-δ, 114
Deficiência de adesão leucocitária (LAD), 115
Deficiências do sistema complemento, 116
Deficiências de componentes do sistema complemento, 116
Imunodeficiência predominantemente de anticorpos, 117
Deficiência de IgA, 117
Hipogamaglobulinemia transitória da infância, 118

Deficiência de subclasses de IgG, 119
Agamaglobulinemia ligada ao X, 120
Deficiência específica de anticorpos antipolissacarídeos, 121
Síndrome de hiper-IgM, 122
Imunodeficiência comum variável, 123
Síndrome de hiper-IgE (Síndrome de JOB), 125
Imunodeficiências combinadas de linfócitos T e B, 126
Imunodeficiência combinada grave (SCID), 126
Linfopenia idiopática de células T4 CD4+, 129
Síndromes de imunodeficiência, 130
Síndrome de Di George, 130
Síndrome de Wiskott-Aldrich, 131
Síndrome de Chediak-Higashi, 133
Ataxia telangiectasia (AT), 134
Síndrome IPEX, 135
Síndrome de candidíase mucocutânea crônica, 136
Literatura recomendada, 139

9. Vasculites, 141

Conceito, 141
Vasculites de vasos de pequeno calibre, 141
Vasculite de hipersensibilidade, 141
Púrpura de Henoch-Schönlein, 142
Granulomatose de Wegener, 144
Vasculite de Churg-Strauss, 145
Vasculites de vasos de médio e grande calibres, 146
Poliarterite nodosa, 146
Síndrome de Kawasaki, 147
Arterite de Takayasu, 149
Eritema nodoso, 150
Literatura recomendada, 151

10. Reações de Hipersensibilidade a Fármacos e Alergia ao Látex, 153

Reações de hipersensibilidade a fármacos, 153
Hipersensibilidade à aspirina e a outros anti-inflamatórios
    não esteroides, 159

Alergia a antibióticos, anestésicos locais, insulina e radiocontrastes, 162
Alergia à penicilina e a outros antibióticos, 162
Alergia a anestésicos locais, 163
Alergia à insulina, 164
Alergia a radiocontrastes, 165
Reações cutâneas graves por fármacos, 166
Síndrome de Stevens-Johnson e necrólise epidérmica tóxica, 166
Reação a drogas com eosinofilia e sintomas sistêmicos (DRESS), 167
Pustulose exantemática generalizada aguda, 168
Alergia ao látex, 169
Literatura recomendada, 173

11. Mastocitose e Síndromes de Ativação Mastocitária, 175

Mastocitose e síndromes de ativação mastocitária, 175
Mastocitose sistêmica e síndromes de ativação mastocitária
(clonal e não clonal), 176
Mastocitose cutânea, 178
Literatura recomendada, 179

12. Reações Adversas a Biológicos (Anticorpos Monoclonais), 181

Reações adversas a biológicos utilizados no tratamento de
doenças alérgicas e imunológicas, 181
Efeitos adversos de biológicos utilizados no tratamento de
doenças alérgicas, 183
Literatura recomendada, 186

13. Doenças Autoinflamatórias Sistêmicas, 187

Fundamentos da investigação e manejo clínico de DAIs, 187
Doenças autoinflamatórias sistêmicas monogênicas, 188
Síndromes com febre recorrente, 188
Doenças autoinflamatórias sistêmicas multifatoriais, 191
Literatura recomendada, 179

14. Guia de Prescrição Farmacológica, 197

Índice Remissivo, 215

1 Alergia Respiratória

Rinite alérgica

Considerações gerais

- A definição atual de rinite alérgica (RA) baseia-se na combinação de histórico e exame clínico e investigação de sensibilização com alérgenos, com a utilização de testes alérgicos adequados e/ou investigação de IgE sérica específica no soro.
- O diagnóstico diferencial deve levar em consideração que existem três grandes subgrupos: rinite alérgica, rinite infecciosa e não alérgica/não infecciosa.
- A incidência e a prevalência da RA aumentaram significativamente no mundo inteiro após o início do século 21, sobretudo nos países ocidentais.
- Estudos epidemiológicos demonstram que a RA compromete de 10 a 40% da população mundial.
- Os sintomas clássicos da RA são prurido nasal, espirros, rinorreia e congestão nasal.
- Os sintomas oculares também são muito comuns. A rinoconjuntivite alérgica está associada a prurido ocular, hiperemia e lacrimejamento.
- A RA favorece e agrava o desenvolvimento de outras morbidades, como a asma, otite, sinusite, má oclusão dentária com respiração bucal e distúrbios do sono.
- A RA também é muito associada à asma; 15% a 38% dos pacientes com RA desenvolvem asma concomitantemente.
- Essa doença compromete muito a qualidade de vida, prejudicando o desenvolvimento escolar, sobretudo em crianças, e as atividades profissionais em adultos.
- Sexo feminino, poluição do ar e tabagismo materno aumentam o risco de desenvolvimento de RA.
- No Brasil, os ácaros da poeira domiciliar *Dermatophagoides farinae* (Df), *Dermatophagoides pteronyssinus* (Dp) e *Blomia tropicalis* (Bt) são os principais alérgenos associados à etiologia da RA.
- Bt é um ácaro da poeira domiciliar, característico dos países de clima tropical e subtropical. Há poucos estudos abordando o seu uso na imunoterapia com alérgenos (ITA).

- Esses alérgenos envolvidos na etiopatogênese da RA são também associados ao desenvolvimento da asma.
- RA e asma são caracterizadas pela presença de processo inflamatório crônico das vias aéreas, caracterizando o fenômeno denominado "vias aéreas unidas" em alergia respiratória, apresentando o mesmo padrão celular e perfil de produção de citocinas.
- Classicamente, o *guideline* internacional *Allergic Rhinitis and its Impact on Asthma* (ARIA) classifica a RA de acordo com a frequência (persistente ou intermitente) e a intensidade dos sinais e sintomas (leve, moderada e grave).
- Com o desenvolvimento e a valorização da medicina de precisão (MP), as rinites, assim como observado na asma, passaram a ser caracterizadas de acordo com seus fenótipos e endótipos.
- Atualmente, é postulado que as diferenças clínicas nas respostas ao tratamento, ou no curso da doença ao longo do tempo, estão relacionadas com variações subjacentes em genética individual e mecanismos imunológicos, caracterizando a carga genética associada à RA, denominados endótipos. Esses endótipos determinam as características clínicas de cada indivíduo portador da doença, os chamados fenótipos.
- O exposto anteriormente é um conceito fundamental da MP, que indica possibilidades diferentes de tratamento para uma mesma doença, direcionado pela caracterização do endótipo e fenótipo do paciente.
- A classificação de endótipos e fenótipos determina a escolha da terapêutica e levou ao uso de termos, como "medicina de precisão" ou "medicina personalizada", para direcionar a terapêutica o mais especificamente possível.

Imunopatologia

- Com a finalidade de compreendermos os mecanismos imunopatológicos e subsidiar o diagnóstico diferencial dos diferentes tipos de rinite, descrevemos a seguir a definição dos endótipos.
- São propostos quatro tipos de endótipos para as rinites: inflamação "Tipo 2 (T2), inflamação "Não Tipo 2" (não T2), rinite neurogênica e disfunção epitelial.
- Substâncias ambientais de baixo peso molecular (em geral associadas a atividades ocupacionais) ocasionam o aumento da síntese de linfopoietina do estroma tímico (TSLP), IL-33 e IL-25 pelas células epiteliais, podendo iniciar ou agravar uma resposta imunológica do Tipo 2.
- A Figura 1.1 representa esquematicamente a caracterização dos endótipos da RA.
- Os fenótipos apresentam as seguintes características clínicas: presença ou não de sensibilização alérgica, comorbidades, duração, idade e gravidade.

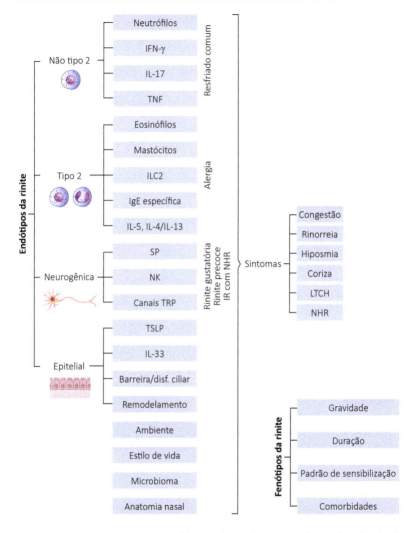

Figura 1.1 – *Visão esquemática geral dos endótipos de rinite. ILC (innate lymphoid cell, célula linfoide inata). IR (idiopathic rhinitis, rinite idiopática). NHR (nasal hyperreactivity, hiper-reatividade nasal). NK (neurokinin, neuroquinina). SP (substance P, substância P). TRP (transient receptor potential, potencial receptor transitório). Modificada de Muraro et al. Journal of Allergy and Clinical Immunology 2016;137(5):1347-58.*

RA com inflamação "Tipo 2" (T2)

- Esse endótipo é denominado inflamação "Tipo 2" ou resposta imune "Tipo 2".
- O endótipo T2 é o mais comum observado na RA.
- Classicamente, é acompanhado por resposta imunológica sistêmica, na qual predominam as citocinas do "Tipo 2", produzidas pelas células T CD4, células linfoides inatas do "Tipo 2" e basófilos, podendo estar associado à eosinofilia periférica e em mucosa nasal.
- Caracteristicamente, os testes alérgicos evidenciam sensibilização com alérgenos ambientais.
- A ITA apresenta evidências de segurança e eficácia, sendo o tratamento padrão--ouro, capaz de mudar o curso natural da RA.
- A sensibilização na mucosa nasal se inicia com a apresentação dos alérgenos pelas células apresentadoras de antígenos (APC: *antigen presenting cells*), como células dendríticas, macrófagos, células de Langerhans, para linfócitos T CD4+ virgens (*naive cells*).
- Indivíduos com predisposição genética na presença de alérgenos apresentam uma tendência para a diferenciação das células T CD4+ virgens em células Th2.
- Os linfócitos Th2 secretam três citocinas (IL-4, IL-5 e IL-13), que induzem à produção de IgE e ao recrutamento de eosinófilos para o local do processo alérgico inflamatório.
- As células T reguladoras (CD25+, Treg's) que suprimem tanto a resposta Th1 quanto a resposta Th2 desempenham um importante papel na regulação da inflamação alérgica.
- A ligação da IgE alérgeno-específica a receptores na membrana celular dos mastócitos induz à degranulação com liberação imediata de vários mediadores inflamatórios, como histamina, triptase, leucotrienos, cininas, proteína básica principal (MPB: *main basic protein*) e fator ativador de plaquetas (PAF: *platelet activating factor*).
- Histamina e leucotrienos são os principais mediadores responsáveis pelos espirros, pruridos nasal e ocular, rinorreia e obstrução nasal, que ocorrem logo após a exposição ao alérgeno.
- Alguns pacientes apresentam recidiva dos sinais e sintomas horas após a exposição ao alérgeno, caracterizando a chamada "resposta tardia".

Rinite com inflamação "não Tipo 2" (Não T2)

- Esse endótipo é denominado inflamação "não Tipo 2" ou resposta imune "Tipo 1".
- Resposta imune inata e adaptativa do tipo 1 com produção de interleucina-17 (IL-17) promovendo influxo de neutrófilos e de células T produtoras de

interferon *gamma* (IFN-γ) e fator de necrose tumoral alfa (TNF-α), geralmente associado à rinite infecciosa.

- A sensibilização alérgica não é observada nesse endótipo.

Rinite neurogênica

- Esse endótipo é caracterizado por uma relativa superexpressão de receptores sensoriais no nervo trigêmeo e altas concentrações de substância P.
- Manifesta-se clinicamente como rinite gustativa, rinite dos idosos e rinite idiopática com hiper-reatividade nasal.

Disfunção epitelial

- A disfunção epitelial pode ser primária ou secundária ao endótipo "Tipo 2" ou ao endótipo "Tipo 1".

Diagnóstico

Histórico e exame físico

- A RA é caracterizada pela presença de um ou mais dos seguintes sintomas: congestão, espirros, prurido e rinorreia anterior e/ou posterior.
- Frequentemente, a congestão nasal é observada com alternância dos lados.
- Obstrução unilateral sempre do mesmo lado sugere alterações anatômicas, como o desvio de septo, pólipo nasal e tumores.
- A presença de corpos estranhos também deve ser investigada em casos de obstrução nasal persistente, sobretudo em crianças.
- Rinorreia com secreção variável de coloração clara à cor branca.
- Presença de prega de Dennie-Morgan.
- Sinais e sintomas oculares, como prurido, eritema e lacrimejamento.
- Tosse, anosmia, halitose e cefaleia também podem ser observadas.
- A identificação dos possíveis estímulos alergênicos é essencial para estabelecermos estratégias de prevenção efetivas.
- Principais alérgenos *indoors*: os ácaros *Dermatophagoides pteronyssinus* (Dp), *Dermatophagoides farinae* (Df) e *Blomia tropicalis* (Bt), pelo de animais domésticos e fungos.
- Ocorrência de sintomas em épocas específicas do ano sugere sensibilização por alérgenos *outdoor*, como os pólens e os fungos.
- Em geral, com o auxílio de espéculo nasal ou otoscópio, a rinoscopia revela mucosa pálida e edemaciada, e hipertrofia de cornetos nasais.
- A nasofibroscopia é indicada em casos de obstrução unilateral e quando os sintomas são refratários após tratamento.

Exames complementares

- IgE total elevada sugere doença alérgica; entretanto, nível normal de IgE não exclui o diagnóstico de RA. (I-A)
- Eosinofilia no sangue periférico é rara e não constitui marca diagnóstica. (I-A)
- A citologia nasal não é recomendada como procedimento diagnóstico de rotina. (I-A)
- O teste cutâneo alérgico de leitura imediata (*prick test*) apresenta a melhor combinação de especificidade e sensibilidade para determinação de IgE específica. (I-A)
- A determinação da IgE específica no soro (ImmunoCAP®) é uma opção quando a suspensão do emprego dos anti-histamínicos não pode ser realizada ou em casos de presença de dermatite e/ou dermografismo, dificultando a leitura do teste cutâneo alérgico de leitura imediata. (I-A)
- A tomografia computadorizada (TC) é o exame indicado para investigar sinusite. (I-A)
- Espessamento mucoperiosteal na parede dos seios da face é um achado tomográfico que sugere rinossinusite alérgica. (I-A)

Diagnóstico diferencial

- Rinite vasomotora: caracteriza-se por congestão nasal intensa e rinorreia aquosa. Provocada por exercício, ar frio, ato sexual, fumaça de cigarro, distúrbio emocional e odores fortes.
- Rinite gustatória: tipo de rinite vasomotora, caracterizada pela presença de rinorreia aquosa logo após a ingestão de alimentos apimentados.
- Rinite não alérgica com eosinofilia: presença de aumento de IgE na mucosa nasal sem evidências de aumento da IgE soro (*prick test* e ImmunoCAP® negativos).
- Rinite associada a drogas: provocada por descongestionantes tópicos nasais, consumo de cocaína, anti-hipertensivos, psicotrópicos e anti-inflamatórios não esteroides.
- Rinite infecciosa.
- Rinite hormonal: relacionada com os níveis de estrogênio.

Conduta terapêutica

Prevenção

- Diminuição da exposição aos alérgenos é considerada a primeira linha no manejo terapêutico na rinite alérgica. (II-A)
- O controle ambiental no quarto de dormir é uma estratégia importante no tratamento preventivo da rinite alérgica induzida por ácaros. (II-A)

- Retirar tapetes, carpetes, cortinas e encapar colchão e travesseiro parecem ser medidas efetivas no controle da exposição a ácaros. (II-A)
- Banhos frequentes (semanais) nos animais de estimação (cães e gatos) podem contribuir para a redução dos sinais e sintomas de indivíduos sensibilizados por pelos de animais. (II-A)

Farmacoterapia

- Anti-histamínicos sistêmicos causam alívio da rinorreia, do prurido, dos sintomas oculares e dos espirros; entretanto, não causam alívio da congestão nasal. (I-A)
- Os anti-histamínicos não sedativos (segunda geração) devem ser preferencialmente utilizados. (I-A)
- Os anti-histamínicos tópicos (p. ex., azelastina) apresentam eficácia no controle dos sinais e sintomas da rinite alérgica; entretanto, é comum a queixa de sonolência e alteração no paladar. (I-A)
- Os descongestionantes tópicos e sistêmicos atuam somente na redução da congestão nasal, não interferindo nos outros sintomas da RA. (I-A)
- Uso de descongestionante nasal tópico por mais de 5 dias consecutivos pode causar efeito rebote, levando à congestão refratária. (I-A)
- O uso crônico de descongestionante nasal tópico causa rinite medicamentosa, caracterizada por sintomas persistentes graves, como obstrução, perda de olfato e rinorreia refratária ao tratamento. Complicações nos sistemas cardiovascular e renal também podem ser resultado do uso crônico prolongado desses medicamentos. Nesses casos, pode ocorrer dependência física e psíquica.
- Os corticoides intranasais são efetivos no controle dos sintomas da rinite alérgica. (I-A)
- A maioria das falhas terapêuticas ocorre em virtude da aplicação incorreta dos corticoides intranasais.
- Cursos curtos de corticoterapia via oral em doses adequadas (1 mg/kg/peso/dia, até 60 mg/dia) podem ser utilizados em casos graves. (I-A) Doses acima de 60 mg/dia podem causar imunossupressão.
- Os antagonistas do receptor de leucotrienos (ARL), como o Montelucaste, são indicados como agentes terapêuticos adicionais aos corticoides nasais e anti-histamínicos por via oral em casos refratários ou de difícil controle. (I-A)
- Os ARL's são considerados menos eficazes que os anti-histamínicos de segunda geração por via oral. Esses medicamentos não são indicados para monoterapia.
- Alguns pacientes com RA que têm concomitantemente asma, sobretudo asma induzida por exercício e/ou doença respiratória exacerbada por aspirina

(DREA), podem ter benefícios com o emprego de ARL mais do que de um anti-histamínico oral. (II-A)

- Pacientes com asma que têm concomitantemente RA devem receber tratamento adequado de acordo com as diretrizes para o tratamento da asma.
- Em mulheres grávidas, a terapia não farmacológica deve ser sempre a primeira escolha focalizando o controle ambiental rigoroso.
- Caso não ocorra o controle dos sintomas em mulheres grávidas com o controle ambiental, a budesonida é o corticoide nasal de escolha. (I-A)
- Por muito tempo, a difenidramina e a clorofeniramina foram os anti-histamínicos mais indicados para grávidas. Atualmente, o uso de anti-histamínicos de primeira geração apresenta algumas restrições.
- Em mulheres grávidas, o emprego de cada medicamento deve ser avaliado de acordo com os riscos e benefícios. São relativamente seguros durante a gravidez: corticoides intranasais e inalatórios (droga de escolha: budesonida) e anti-histamínicos de segunda geração (drogas de escolha: cetirizina, loratadina).
- ARL's podem ser considerados opção em mulheres grávidas devendo avaliar o uso após medidas terapêuticas (corticoterapia nasal, controle ambiental e anti-histamínicos) serem utilizadas sem resultados satisfatórios.
- Em grávidas deve ser evitada utilização de descongestionantes via oral durante o primeiro trimestre da gravidez.

Imunoterapia com alérgenos

- A imunoterapia com alérgeno (ITA, AIT: *allergen immunotherapy*) é o único tratamento capaz de modificar o curso natural da rinite alérgica, diminuindo os sinais e sintomas por longo tempo e prevenindo o desenvolvimento de asma. (I-A)
- A ITA aplicada por via subcutânea (*subcutaneous immunotherapy*: SCIT) e a por via sublingual (*sublingual immunotherapy*: SLIT) têm excelente potencial terapêutico no tratamento da rinite alérgica. (I-A)
- A ITA pode ser mantida em mulheres grávidas caso a redução dos sintomas seja satisfatória e não haja histórico de reações sistêmicas. (I-A)
- Em mulheres grávidas, as doses dos alérgenos devem ser mantidas, mas não deve ser aumentada até o final da gravidez. (I-A)
- A ITA não deve ser iniciada em mulheres grávidas, embora não existam relatos de efeitos colaterais que interferem na gravidez. (I-A)
- Todos os consensos da área consideram a ITA o único tratamento capaz de modificar a resposta imunológica alérgeno-específica, promovendo dessensibilização e estado de tolerância. O controle da rinite permanece satisfatório a longo prazo, mesmo após o término da ITA. (I-A)

▉ Rinossinusite crônica

Considerações gerais

- A rinossinusite crônica (RSC) é uma das doenças mais comuns, afetando cerca de 10% da população.
- É uma inflamação da cavidade nasal e dos seios paranasais, caracterizada por um ou mais dos seguintes sinais e sintomas: obstrução e congestão nasal, dor e pressão na região facial, redução do olfato e rinorreia, associados a alterações patológicas observadas por videoendoscopia ou tomografia computadorizada (TC).
- De acordo com a duração pode ser classificada como aguda (< 12 semanas) e crônica (> 12 semanas).
- A RSC é uma doença inflamatória heterogênea com vários mecanismos imunopatológicos, que se manifestam por meio de endótipos e fenótipos clínicos diferentes.
- A definição de endótipos pode ajudar os especialistas a prever o prognóstico da doença, selecionar os pacientes adequados para uma terapia específica e avaliar os riscos de comorbidades, como a asma, por exemplo.
- A MP direciona as escolhas terapêuticas a partir da determinação de endótipos e fenótipos.
- É identificada forte associação da RSC ao desenvolvimento de asma. A broncoconstrição pode ser induzida pelo estímulo de receptores nasais e da nasofaringe.
- De 40 a 80% dos pacientes com hipersensibilidade à aspirina apresentam polipose nasal.
- A presença de pólipos nasais em pacientes com RSC costuma estar associada ao desenvolvimento tardio da asma em indivíduos adultos.

Imunopatologia

- A RSC é causada por reação imunológica desregulada em resposta a estímulos externos, induzindo à síntese de vários mediadores a partir de células inflamatórias, incluindo as células linfoides inatas (CLIs), os linfócitos T (LT) e as células epiteliais da mucosa nasal.
- A inflamação da mucosa dos seios paranasais pode ocorrer devido a processos alérgicos ou infecções (virais, bacterianas ou fúngicas).

Os endótipos e os fenótipos da RSC são descritos na Tabela 1.1.

- O infiltrado inflamatório na rinossinusite alérgica crônica (RSAC) sem pólipos nasais é predominantemente constituído de neutrófilos, sendo também

Tabela 1.1 – Endótipos e fenótipos da RSC

Endótipo	Fenótipo/Clínica
Não inflamatório	
TGF-β elevado, padrão Th1, resposta inflamatória não T2	90% rinossinusite sem pólipo presença de asma < 20% dos casos
Neutrofílico	
TGF-β elevado, elevação das citocinas IL-17 e IFN-γ	70% rinossinusite sem pólipo presença de asma < 20% dos casos
Principalmente eosinofílico	
TGF-β baixo, IL-5, ECP, IgE sérica elevada, eosinofilia periférica	70% rinossinusite com pólipo presença de asma 20%-40% dos casos
Claramente eosinofílico	
TGF-β baixo, IL-5 muito alta, IgE sérica muito elevada, eosinofilia acentuada	>90% rinossinusite com pólipo presença de asma > 60% dos casos

observados alguns mastócitos, eosinófilos e basófilos. Esse achado é consequência do perfil de citocinas presentes na mucosa nasal e dos seios paranasais, representado pelo aumento da expressão de interleucina 8 (IL-8), interleucina 1 beta (IL-1β) e fator de necrose tumoral alfa (TNF-α).

- Na RSAC com pólipos nasais, ocorre aumento significativo na quantidade de eosinófilos do infiltrado inflamatório associado a aumento da expressão de interleucina 5 (IL-5) na mucosa nasal e dos seios paranasais.
- A expressão do fator de crescimento transformador beta (TGF-β1 e TGF-β2) está aumentada nas mucosas na RSAC sem pólipos, levando à deposição de colágeno e ao aumento da espessura da membrana basal na mucosa dos seios paranasais. Na RSAC com pólipos, a expressão de TGF-β1 e TGF-β2 está reduzida.

Diagnóstico

Histórico e exame físico

- Rinossinusite aguda (RA) e rinossinusite crônica (RC) sem pólipos nasais: a intensidade e duração dos sinais e sintomas devem ser avaliadas (obstrução e congestão nasal, dor e pressão na região facial, redução do olfato e rinorreia). A rinoscopia anterior pode mostrar edema, hiperemia e secreção purulenta.
- RC com pólipos nasais: presença de pólipos (massas semitranslúcidas) nas cavidades nasal e paranasais são a marca diagnóstica. Os pólipos antrocoanais

crescem do seio maxilar em direção às coanas, sendo quase sempre unilaterais e não eosinofílicos. A polipose eosinofílica bilateral é com frequência associada à presença de asma e/ou hipersensibilidade a aspirina (AAS).

- A polipose pode estar associada a doenças sistêmicas de base, como a fibrose cística, síndrome de Churg-Strauss, síndrome de Kartagener e discinesia ciliar primária.

Exames complementares

- As radiografias convencionais não são indicadas na investigação diagnóstica. (I-A)
- A tomografia computadorizada (TC) é o exame indicado para investigar rinossinusite. (I-A)
- A videonasoendoscopia contribui significativamente para a investigação diagnóstica. (I-A)
- A investigação de IgE específica para aeroalérgenos deve ser realizada (prick test e/ou ImmunoCAP®). (I-A)

Conduta terapêutica

Prevenção

- O controle ambiental deve ser realizado nos casos de participação de processo alérgico. (II-B)
- Higiene nasal adequada e aplicações tópicas de mupirocina, 2 a 3 vezes por semana, podem ser utilizadas como estratégia de prevenção. (II-B)

Farmacoterapia

Rinossinusite aguda e rinossinusite crônica sem pólipos nasais

- Os descongestionantes tópicos e sistêmicos podem ser utilizados para alívio dos sintomas da rinossinusite aguda. (I-A)
- A antibioticoterapia sistêmica é indicada nos casos de etiologia bacteriana, podendo ser associada ao emprego de corticoides intranasais, que contribuem para o alívio dos sintomas. (I-A)
- A corticoterapia via oral pode contribuir para o alívio da dor e da cefaleia na rinossinusite aguda. (I-A)
- Corticoterapia tópica por longos períodos (meses) é indicada. (I-A)
- O emprego de macrolídeos é interessante por associar efeitos antibacterianos com anti-inflamatórios. (II-B)

Rinossinusite crônica com pólipos nasais

- O tratamento cirúrgico deve ser realizado somente nos casos de insucesso no tratamento clínico. (II-B)
- Corticoterapia tópica nasal por longos períodos é o tratamento inicial de escolha. (I-A)
- Corticoterapia via oral é efetiva na diminuição do tamanho dos pólipos. (I-A)
- Antileucotrienos são indicados como agente terapêutico adicional. (I-A)
- A manutenção de corticoterapia tópica pode reduzir as recidivas dos pólipos após tratamento cirúrgico.
- O emprego de doxiciclina associada à corticoterapia tópica nasal pode promover uma redução significativa no tamanho dos pólipos. (II-B)

Imunoterapia com alérgenos (ITA)

- A ITSL ou a ITSC são indicadas nos casos de confirmação de sensibilização aaeroalérgenos e presença de rinite alérgica. (I-A)

Biológicos

- Em ensaios clínicos, o emprego dos anticorpos monoclonais mepolizumabe (anti-IL-5) e benralizumabe (antirreceptor de IL-5) tem se mostrado eficaz no tratamento da RSC recidivante com pólipos nasais. (I-A)

Asma no adulto

Considerações gerais

- Existem 300 milhões de casos no mundo inteiro, sendo de 5 a 10% a incidência de pacientes asmáticos graves.
- Ensaios clínicos com novos produtos imunobiológicos têm gerado expectativa para o tratamento das formas graves.
- É uma doença multifatorial, que envolve a interação de fatores ambientais com o *background* genético, representado por endótipos específicos; esses endótipos são caracterizados por biomarcadores, como a eosinofilia, o aumento da IgE e as citocinas IL-5, IL-4 e IL-3.
- Fatores ocupacionais estão cada vez mais associados ao desenvolvimento da asma.
- A asma é caracterizada pela hiper-reatividade das vias aéreas, levando a episódios recorrentes de sibilância, falta de ar, tosse e sensação de "aperto no peito", sobretudo à noite ou ao amanhecer.
- A avaliação da sensibilização a alérgenos deve sempre ser investigada.
- O diagnóstico de asma deve ser confirmado por exames que demonstrem a hiper-reatividade brônquica e a obstrução de vias aéreas.

- A avaliação da função pulmonar pela espirometria com prova broncodilatadora deve ser utilizada no diagnóstico e acompanhamento clínico periódico dos asmáticos.
- A conduta inadequada no controle do processo inflamatório pode levar ao remodelamento das vias aéreas.
- As diferenças observadas nas respostas ao tratamento ou no curso da doença ao longo do tempo caracterizam os fenótipos dos pacientes.
- Na MP, a exemplo do que ocorre em outras doenças atópicas, como a rinite alérgica, a classificação do endótipo direciona as possibilidades terapêuticas.
- O reconhecimento da heterogeneidade da asma em relação às características dos pacientes (fenótipo), mecanismos imunopatológicos (endótipo) e resultados clinicamente significativos, incluindo resposta ao tratamento, revolucionou o manejo clínico da doença.
- Sobretudo na asma de difícil controle, a classificação dos endótipos é fundamental para a escolha do biológico (anticorpo monoclonal) adequado como recurso terapêutico quando a corticoterapia não consegue obter o controle da doença.
- O emprego dos anticorpos monoclonais (medicamentos chamados atualmente de biológicos) está, gradualmente, levando à abordagem da MP adaptada aos endótipos individuais identificados por biomarcadores.

Classificações da asma

Classificação clínica

- Persistente ou intermitente.
- Leve, moderada ou grave.

Classificação do controle

- Controlada.
- Parcialmente controlada.
- Não controlada.

Classificação de acordo com os tipos de fatores desencadeantes

- Alérgica.
- Não alérgica.
- Induzida pelo exercício.
- Induzida pelo frio.
- Ocupacional.
- No tabagista.
- Induzida pela aspirina e outros AINEs.

Imunopatologia

- Os aeroalérgenos envolvidos na etiopatogênese da asma alérgica são semelhantes aos observados na rinite alérgica.
- Rinite alérgica e asma são caracterizadas pela presença de processo inflamatório crônico das vias aéreas, apresentando padrão celular e perfil de produção de citocinas semelhantes.
- Nível aumentado de IgE total sugere asma alérgica, mas não é obrigatório para o diagnóstico.
- Indivíduos com predisposição genética (histórico familiar de doenças atópicas) na presença de alérgenos possuem tendência de promover diferenciação das células T CD4+ virgens em células Th2.
- A asma alérgica se caracteriza por resposta imunológica "Tipo 2" (inflamação "Tipo 2"), na qual as citocinas produzidas pelas células Th2 regulam o processo alérgico inflamatório.
- Além disso, a inflamação eosinofílica das vias aéreas e o aumento dos níveis de citocinas "Tipo 2" são os achados que marcam a imunopatologia desse endótipo da asma.
- Do ponto de vista clínico, os portadores de endótipo com inflamação T2 respondem à terapêutica com corticosteroides inalatórios.
- Podem existir vários subendótipos dentro do perfil de inflamação T2, representados pela elevação dos níveis de IL-5, IL-13 ou IgE.
- As citocinas IL-4, IL-5 e IL-13, produzidas pelos linfócitos Th2, induzem à produção de IgE e ao recrutamento de eosinófilos para o parênquima pulmonar.
- As células T reguladoras (CD25+ Treg's), que suprimem tanto a resposta Th1 quanto a resposta Th2, desempenham um papel importante na regulação da inflamação alérgica na asma.
- A infiltração de neutrófilos é um evento muito importante no endótipo da asma com inflamação "Não Tipo 2".
- Os mecanismos que contribuem para a asma com inflamação "Não Tipo 2", caracterizada pelo acúmulo de neutrófilos são, principalmente:
  - Resposta imunológica inata desregulada, incluindo anomalias neutrofílicas intrínsecas,
  - Ativação da via dependente da IL-17.
- Na asma grave, a participação de células Th1 está associada à dificuldade de controle e frequência de exacerbações.
- Alguns estímulos podem induzir crises de asma por mecanismo IgE independente: asma induzida por aspirina e outros AINEs, asma induzida pelo frio, hipersensibilidade a sulfitos e asma induzida pelo exercício.
- Os pacientes com asma crônica e controle insatisfatório podem apresentar remodelamento das vias aéreas.

- O fator de crescimento transformador beta (TGF-β) é um importante mediador do remodelamento.
- Pacientes que apresentam remodelamento brônquico não respondem aos broncodilatadores de maneira adequada.
- A medida da fração de óxido nítrico exalado dos pulmões (FeNO) é considerada uma importante estratégia de diagnóstico e acompanhamento do processo inflamatório eosinofílico pulmonar na asma.
- A avaliação do FeNO na rotina clínica possibilita verificar a necessidade de ajustes da dose de corticoides inalatórios nos pacientes, mesmo antes de eles apresentarem sintomatologia.

A Figura 1.2 representa, esquematicamente, os endótipos e fenótipos da asma.

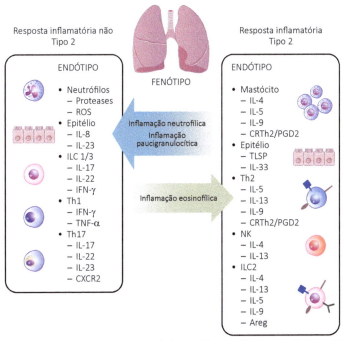

Figura 1.2 – *Visão esquemática geral dos endótipos da asma. PGD2 ou CRTH2 (prostaglandin D2, prostaglandina D2; chemoattractant receptor-homologous molecule expressed on TH2 cells). CXCR2 (C-X-C Motif Chemokine Receptor 2, receptor de interleucina 8 beta). Modificada de Tabatabaian et al. (2017).*

Diagnóstico

Histórico e exame físico

- Histórico de episódios frequentes de sibilância e tosse.
- Histórico familiar de atopia.
- Sinais e sintomas mais frequentes: tosse, sibilância, sintomas nasais (rinorreia e prurido), dispneia e sensação de "aperto no peito".
- Pacientes com asma crônica podem não apresentar reversibilidade da broncoconstrição após o uso de broncodilatadores (remodelamento).
- Os pacientes com remodelamento podem apresentar avaliação da função pulmonar semelhante à de pacientes com DPOC com prova broncodilatadora negativa.
- Nos asmáticos, devemos sempre avaliar a presença de sensibilização a aeroalérgenos através do *prick test* ou por avaliação de IgE específica no soro (ImmunoCAP®).
- Principais alérgenos *indoors* (ácaros *Dermatophagoides pteronyssinus*, *Dermatophagoides farinae* e *Blomia tropicalis*), pelo de animais domésticos, fungos e baratas.
- Ocorrência de sintomas em épocas específicas do ano sugere sensibilização por alérgenos *outdoor*s, como os pólen e fungos.
- Prática de exercício físico, contato com irritantes químicos, uso de medicamentos (aspirina e outros AINES), mudança de temperatura e alterações emocionais podem desencadear crises de asma.

Exames complementares

- A realização do exame de pico de fluxo expiratório (PFE, *peak expiratory flow rate*) auxilia a avaliação da função pulmonar.
- O aumento de pelo menos 15% no PFE após inalação de broncodilatador ou uso oral de corticosterooide é indicativo de asma.
- A realização de espirometria com prova broncodilatadora é sempre indicada.
- O teste cutâneo alérgico de leitura imediata (*prick test*) deve, sempre que possível, ser realizado nos pacientes. (I-A)
- O *prick test* apresenta a melhor combinação de especificidade e sensibilidade para determinação de IgE específica. (I-A)
- A determinação da IgE específica no soro (ImmunoCAP®) é uma opção quando o *prick test* não pode ser realizado. (I-A)

Conduta terapêutica

- O objetivo principal no manejo da asma é obter o controle dos sintomas.
- A gravidade da asma deve ser classificada na consulta inicial conforme critérios estabelecidos pela GINA (*Global Innitiative Against Asthma*) (Tabela 1.2).

Tabela 1.2 – Classificação da asma

Asma intermitente
- Sintomas < 1 × semana
- Exacerbações leves
- Sintomas noturnos < 2 × mês
- PFE ou VEF1 > 80% predito
- Variação PFE ou VEF1 < 20%

Asma persistente leve
- Sintomas > 1 × semana mas < 1 × dia
- Exacerbações a atividades e sono
- Sintomas noturnos > 2 × mês
- PFE ou VEF1 > 80% predito
- Variação PFE ou VEF1 – 20 a 30%

Asma persistente moderada
- Sintomas diários
- Exacerbações afetam atividades e sono
- Uso diário de β2 curta duração
- Sintomas noturnos > 2 × mês
- PFE ou VEF1 60-80% predito
- Variação PFE ou VEF1 > 30%

Asma persistente grave
- Sintomas diários
- Exacerbações frequentes
- Limitação das atividades físicas
- Sintomas noturnos frequentes
- PFE ou VEF1 < 60% predito
- Variação PFE ou VEF1 > 30%

- Se houver dúvida na classificação, a terapêutica inicial deve sempre corresponder ao nível de maior gravidade da doença.
- Após o início do tratamento, o paciente deve ser reavaliado e a classificação de controle da asma deve ser estabelecida (Tabela 1.3).
- A GINA estabeleceu diferentes etapas de tratamento farmacológico da asma (Tabela 1.4). O esquema a seguir apresenta as doses utilizadas e a classificação de acordo com a potência de corticoides por via inalatória.
- O paciente deve ser reavaliado periodicamente, de 3 em 3 meses, e deve ser utilizada a etapa terapêutica mais adequada para conseguir o controle da doença.
- Antes de modificação da conduta em caso de asma parcialmente controlada ou não controlada, deve-se avaliar se o paciente apresenta adesão ao tratamento e se estava realizando a técnica inalatória de maneira correta.

Tabela 1.3 – Avaliação do controle da asma

Parâmetros	Controlados	Parcialmente Controlados (pelo menos 1, em qualquer semana)	Não Controlado
Sintomas diurnos	Nenhum ou mínimo	2 ou mais/semana	3 ou mais parâmetros presentes em qualquer semana
Despertares noturnos	Nenhum	Pelo menos 1	
Necessidade de medicamentos de resgate	Nenhuma	2 ou mais por semana	
Limitação de atividades	Nenhuma	Presente em qualquer momento	
PFE ou VEF1	Normal	< 80% do predito ou do melhor pessoal	
Exacerbação	Nenhuma	1 ou mais por ano	

Adaptada de Global Initiative for Asthma. NHLBI/WHO Workshop Report: Global Strategy for Asthma Management and Prevention 2002: NIH Publication No 02-3659.

Prevenção

- Controle ambiental, diminuindo a exposição a aeroalérgenos. (II-A)
- O tratamento da rinite alérgica contribui para o controle da asma.
- O controle ambiental no quarto de dormir é uma estratégia importante no tratamento preventivo da rinite alérgica e da asma induzida por ácaros. (II-A)
- Retirar tapetes, carpetes, cortinas e encapar colchão e travesseiros parecem ser medidas efetivas no controle da exposição a ácaros. (II-A)
- Banhos frequentes (semanais) de animais de estimação (cães e gatos) podem contribuir para a redução dos sinais e sintomas de indivíduos sensibilizados por pelos de animais. (II-A)

Farmacoterapia

- Medicações de controle, como corticoides inalatórios e LABA (*long-acting beta-agonists*, beta-agonistas de longa duração) devem ser de uso diário e prolongado, visando estabelecer o controle dos sintomas e também do processo inflamatório. (I-A)
- Medicações de alívio, como SABA (*short-acting beta-agonists*, beta-agonistas de curta duração) (p. ex., salbutamol), devem ser utilizadas quando necessário para reverter rapidamente a broncoconstrição e aliviar os sintomas. (I-A)

Tabela 1.4 – Dosagens diárias comparativas de corticosteroides inalados

Droga	Baixa		Média		Alta	
	Crianças 5 a 11 anos	Adultos > 12 anos	Crianças 5 a 11 anos	Adultos > 12 anos	Crianças 5 a 11 anos	Adultos > 12 anos
Beclometasona dipropionato						
HFA-MDI	80-160	80-240	> 160-320	> 240-480	> 320	> 480
Budesonida						
DPI	180-400	200-600	> 400-800	> 600-1.200	> 800	> 1.200
Nebulização	500	UK	1.000	UK	2.000	UK
Ciclesonida						
HFA-MDI	80-160	160-320	> 160-320	> 320-640	> 320	> 640
Flunisolida						
CFC-MDI	500-750	500-1.000	> 1.000-1.250	> 1.000-2.000	> 1.250	> 2.000
HFA-MDI	160	320	320	> 320-640	≥ 640	> 640
Flunisolida propionato						
HFA-MDI	88-176	88-264	> 176-352	> 264-440	> 352	> 440
DPI	100-200	100-300	> 200-400	300-500	> 400	> 500
Mometasona furoato						
DPI	100	220	220-440	440	> 440	> 440
Triancinolona acetonida						
CFC-MDI	300-600	300-750	> 600-900	> 750-1.500	> 900	> 1.500

Modificada de National Institutes of Health, National Heart, Lung and Blood Institute, National Asthma Education and Prevention Program. Full Reort of the Expert Panel: Guidelines for the Diagnosis and Management of Asthma (EPR-3); 2007. CFC-MDI (chlorofluorocarbon-propelled metered dose inhaler, clurofluorocarbono propelido por dose inalada). DPI (dry-poder inhalation, inalação de pó seco). HFA-MDI (hydrofluoroalkane-propelled metered dose inhaler, hidrofluoroalcano propelido por dose inalada). Uk (unknown, desconhecido).

- A GINA não recomenda o tratamento com SABA em monoterapia.
- Um grande conjunto de evidências de ensaios clínicos e estudos observacionais demonstraram que a baixa dose de ICS reduz substancialmente os riscos de exacerbações graves, hospitalizações e morte. (I-A)
- Todos os adultos e adolescentes com asma devem receber corticoterapia inalatória (ICS, *inhalation corticotherapy*) em baixa dose.
- A GINA recomenda que todos os adultos e adolescentes com asma recebam tratamento de controle da asma com baixa dose de ICS para reduzir o risco de exacerbações graves. (I-A)
- Por segurança, a GINA não recomenda mais o tratamento apenas com SABA para a Etapa 1. (I-A)
- O uso frequente da medicação de alívio é um sinal de deterioração do controle da asma e indica que o tratamento deve ser reavaliado (*step-down therapy ou step-up therapy*).
- LABA, como salmeterol e formoterol, não pode ser utilizado como monoterapia, sendo muito eficaz quando associado a corticosteroides inalatórios. (I-A)
- A combinação de formoterol com corticoide inalatório (p. ex., formoderol + budesonida) é uma opção para a etapa 1 de tratamento, visto que o formoterol é um broncodilatador que tem ação de curta e longa duração. (I-A)
- Broncodilatadores de longa ação (LABA) não devem ser usados como monoterapia pois não agem na reação inflamatória.
- Períodos curtos de corticoterapia via oral, em doses adequadas (1 mg/kg/peso/dia até 60 mg/dia), podem ser utilizados em casos graves. (I-A)
- Antileucotrienos são indicados como agentes terapêuticos adicionais aos corticoides e associação a LABA + corticoide. (I-A)

Biológicos

- A MP está revolucionando o tratamento de várias doenças.
- O emprego dos biológicos da classe dos anticorpos monoclonais permitiu o controle da asma em casos graves da doença em pacientes refratários ao tratamento com corticoides inalatórios e/ou dependentes da corticoterapia via oral.
- O *omalizumabe* (Xolair®), anticorpo anti-IgE, é indicado em asma de difícil controle em pacientes atópicos:
  - É administrado por via subcutânea, sendo indicado para uso adulto e pediátrico (crianças com idade acima de 6 anos).
  - Sua administração tem indicação quando a IgE total for > 30 e < 700 UI/mL. (I-A)
  - A dose empregada (a cada 2 ou 4 semanas por via subcutânea) é calculada de acordo com o peso e o nível de IgE sérica total.

- No tratamento da asma: dose e frequência apropriadas são determinadas pela IgE (UI/mL) de base, medida antes do início do tratamento, conjuntamente com o peso corporal (kg). Podem ser necessários 75 a 600 mg em 1 a 4 injeções por cada administração. Dose máxima – 600 mg a cada 2 semanas.

- *Mepolizumabe* e *benralizumabe* são biológicos indicados para o tratamento da asma eosinofílica:
  - Mepolizumabe (Nucala®): é um anticorpo monoclonal anti-IL5 humanizado, produzido por tecnologia de DNA recombinante. É utilizado no tratamento da asma grave em adultos:
    - Destina-se a tratamento de longa duração.
    - Mepolizumabe é indicado como tratamento complementar de manutenção da asma eosinofílica grave em pacientes adultos e pediátricos a partir de 6 anos de idade.
    - Indicado para pacientes com asma grave eosinofílica com contagens de eosinófilos sanguíneos ≥150 células/μL
    - A necessidade de terapêutica continuada deve ser considerada, pelo menos, em uma base anual, conforme determinado pela avaliação do médico da gravidade da doença e do nível de controle das exacerbações.
    - A dose recomendada é de 100 mg, administrada por via subcutânea. uma vez a cada 4 semanas.
  - Benralizumabe (Fasenra®)
    - Anticorpo monoclonal antirreceptor de IL-5 (IL-5rα) é administrado por via subcutânea em pacientes acima de 12 anos.
    - A dose recomendada é 30 mg administrados por injeção subcutânea a cada 4 semanas para as primeiras 3 doses, e depois a cada 8 semanas.
    - Foram observadas reduções nas taxas de exacerbação, independentemente da contagem basal de eosinófilos; no entanto, o aumento na contagem basal de eosinófilos foi identificado como um possível preditor da melhor resposta ao tratamento.

- O *dupilumabe* é um anticorpo monoclonal contra o receptor alfa da interleucina-4 (IL-4) que inibe a sinalização IL-4/IL-13:
  - Estudos recentes vêm demonstrando a eficácia desse anticorpo monoclonal, classicamente utilizado no tratamento da dermatite atópica grave e da asma grave
  - Sua administração leva à redução da inflamação "Tipo 2".
  - Mecanismo de ação do dupilumabe: inibe a sinalização da IL-4 através do recePtor de tipo I (IL-4R/c) e a sinalização da IL-4 e da IL-13 através do receptor de tipo II (IL-4R/IL-13R).

- A dose recomendada de Dupilumabe (Dupixent®) para doentes adultos é uma dose inicial de 600 mg (duas injeções de 300 mg), seguida por 300 mg administrados em semanas alternadas sob a forma de injeção subcutânea.
- Cada seringa pré-cheia de utilização única contém 300 mg de dupilumab em 2 mL de solução (150 mg/mL).
- Indicado para pacientes acima de 12 anos com dermatite atópica moderada/grave e/ou asma grave de difícil controle.

A Figura 1.3 representa esquematicamente as possibilidades de emprego terapêutico com anticorpos monoclonais.

Imunoterapia com alérgenos (ITA) no tratamento da asma alérgica (inflamação "Tipo 2")

- A ITA é o único tratamento capaz de modificar o curso natural da rinite e da asma alérgica. (I-A)
- A ITA, aplicada por via subcutânea (ITSC) e por via sublingual (ITSL), apresenta excelente potencial terapêutico. (I-A)
- A ITSL possui chances muito menores de efeitos adversos e de reações alérgicas graves. (I-A)
- A ITA pode ser mantida em mulheres grávidas caso a redução dos sintomas seja satisfatória e não haja histórico de reações sistêmicas. (I-A)
- Em mulheres grávidas, as doses dos alérgenos devem ser mantidas, porém, não deve ser aumentada até o final da gravidez. (I-A)
- A ITA não deve ser iniciada em mulheres grávidas. (I-A)

Asma na criança

Considerações gerais

- A asma na criança é uma doença heterogênea, em que o diagnóstico e o manejo terapêutico são diferentes da asma em adultos.
- Meninos apresentam maior risco de asma do que meninas.
- Crianças com sibilância transitória sibilam nos 2 a 3 primeiros anos de vida, não possuem histórico familiar de atopia e, posteriormente, apresentam poucos episódios de sibilância.
- Crianças com sibilância transitória em geral apresentam histórico de tabagismo materno, níveis normais de IgE sérica e infecções virais frequentes.
- Crianças com sibilância permanente quase sempre apresentam níveis elevados de IgE sérica, histórico familiar de atopia e, além de viroses, associação a outros desencadeantes, como aeroalérgenos, por exemplo.

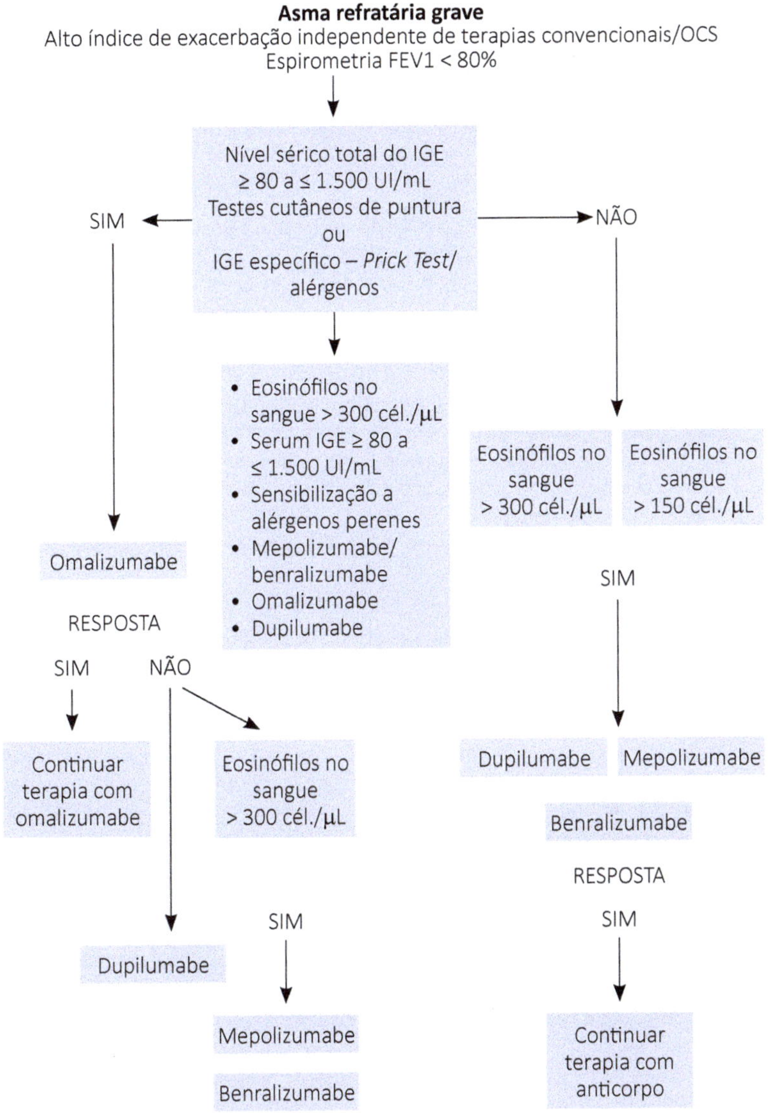

Asma refratária grave

Alto índice de exacerbação independente de terapias convencionais/OCS
Espirometria FEV1 < 80%

Nível sérico total do IGE
≥ 80 a ≤ 1.500 UI/mL
Testes cutâneos de puntura
ou
IGE específico – *Prick Test*/
alérgenos

SIM

NÃO

- Eosinófilos no sangue > 300 cél./μL
- Serum IGE ≥ 80 a ≤ 1.500 UI/mL
- Sensibilização a alérgenos perenes
- Mepolizumabe/benralizumabe
- Omalizumabe
- Dupilumabe

Eosinófilos no sangue > 300 cél./μL

Eosinófilos no sangue > 150 cél./μL

Omalizumabe

RESPOSTA

SIM

SIM

NÃO

Continuar terapia com omalizumabe

Eosinófilos no sangue > 300 cél./μL

Dupilumabe

Mepolizumabe

Benralizumabe

RESPOSTA

SIM

Dupilumabe

SIM

Mepolizumabe

Benralizumabe

Continuar terapia com anticorpo

Figura 1.3 – *Emprego de biológicos no tratamento da asma grave de difícil controle.*

- Fatores preditivos para o risco de asma persistente são presença de outras doenças alérgicas, histórico familiar, redução da função pulmonar, sibilância associada a infecções bacterianas e virais.
- As crianças com asma em geral apresentam comorbidades de difícil controle, como a rinite, o refluxo gastroesofágico, a dermatite atópica e a sinusite.

Imunopatologia

- A imunopatologia da asma em crianças apresenta algumas pequenas diferenças em comparação com a asma em adultos.
- A sensibilização a aeroalérgenos, induzindo crises de asma, não é comum no primeiro ano de vida.
- A partir do segundo ano de vida, a relação causal entre aeroalérgenos e alérgenos alimentares com o desenvolvimento de asma aumenta bastante.
- Em crianças asmáticas, foram observados três padrões diferentes de inflamação pulmonar: eosinofílico, paucigranulocítico e neutrofílico.
- As crianças com padrão inflamatório eosinofílico costumam ser atópicas e apresentam doença caracterizada pela hiper-responsividade brônquica e maior frequência de exacerbações.
- A inflamação eosinofílica responde de modo satisfatório à corticoterapia inalatória e/ou via oral.
- Os padrões inflamatórios não eosinofílicos não respondem bem à corticoterapia.
- Diminuição da função pulmonar e imaturidade imunológica são fatores importantes na patogênese da sibilância em lactentes.
- No lactente sibilante, em geral observamos um aumento da suscetibilidade a infecções virais.
- A dermatite atópica apresenta correlação importante com a asma em crianças que, quase sempre, apresentam histórico familiar de atopia.
- Os aeroalérgenos envolvidos na etiopatogênese da asma alérgica são semelhantes aos observados na rinite alérgica.
- Rinite alérgica e asma são caracterizadas pela presença de processo inflamatório crônico das vias aéreas, apresentando padrão celular e perfil de produção de citocinas semelhantes.
- Crianças com predisposição genética (histórico familiar de doenças atópicas) para o desenvolvimento de asma na presença de alérgenos possuem tendência a diferenciação das células T CD4+ virgens em células Th2.
- As citocinas IL-4, IL5 e IL13, produzidas pelos linfócitos Th2, induzem a produção de IgE e o recrutamento de eosinófilos para o local do processo alérgico inflamatório.
- As células T reguladoras (CD25+ Treg's), que suprimem tanto a resposta Th1 quanto a resposta Th2, desempenham uma importante função na regulação da inflamação alérgica na asma.

- Atualmente, a medida da fração de óxido nítrico exalado dos pulmões (FeNO, *fraction exhaled of nitric oxide*) é considerada uma importante estratégia de diagnóstico e de acompanhamento da evolução do processo inflamatório eosinofílico pulmonar na asma.
- Recentemente, a American Thoracic Association indicou a medida do FeNO na rotina da avaliação da asma em crianças com os objetivos de:
  - Monitorar a necessidade do emprego de corticoterapia por via inalatória.
  - Controlar (aumento ou diminuição) das doses da corticoterapia por via inalatória.

Diagnóstico

Histórico e exame físico

- Histórico de episódios frequentes de sibilância (4 ou mais episódios).
- Histórico familiar de atopia.
- O diagnóstico de dermatite atópica tem sido considerado um critério principal para o estabelecimento do risco de desenvolvimento de asma em crianças.
- Os sinais e sintomas mais comuns são: tosse, sibilância, sintomas nasais (rinorreia e prurido), dispneia, lesões típicas de dermatite atópica.
- Avaliar os sintomas segundo as características:
  - Persistência ou intermitência.
  - Início.
  - Duração.
  - Frequência.
  - Variações circadianas.
- Avaliar a sensibilização a alérgenos ambientais.
- Principais alérgenos *indoors* (ácaros *Dermatophagoides pteronyssinus*, *Dermatophagoides farinae* e *Blomia tropicalis*, pelo de animais domésticos, fungos e baratas).
- Avaliar a coexistência de alergia alimentar sobretudo a leite, ovo e amendoim.
- Embora a alergia alimentar possa se associar à asma em crianças, esse fator como gatilho para crises de asma tem sido erroneamente sobrevalorizado.
- Ocorrência de sintomas em épocas específicas do ano sugere sensibilização por alérgenos *outdoors*, como os pólens e fungos.
- Prática de exercícios físicos, contato com irritantes químicos, uso de medicamentos (aspirina e outros AINEs), mudança de temperatura e alterações emocionais podem desencadear crises de asma.
- Avaliar presença de comorbidades que aumentam o risco de crises fatais ou quase fatais, como as doenças cardíacas, doenças psiquiátricas e outras doenças pulmonares crônicas.

Exames complementares

- Radiografia de tórax.
- Hemograma completo.
- IgE total elevada sugere doença alérgica; entretanto, níveis normais de IgE não excluem o diagnóstico de asma alérgica. (I-A)
- Eosinofilia no sangue periférico é rara e não constitui marca diagnóstica. (I-A)
- A relação causal entre aeroalérgenos e alérgenos alimentares com o desenvolvimento de asma deve ser sempre investigada em todas as idades. (I-A)
- O teste cutâneo alérgico de leitura imediata (*prick test*) é uma importante ferramenta diagnóstica para o diagnóstico de alergia a aerolérgenos e alérgenos alimentares. Esse teste costuma ser realizado em crianças até 2 anos de idade, pois após esse período observa-se uma maior incidência de crianças sensibilizadas. (I-A)
- O *prick test* apresenta a melhor combinação de especificidade e sensibilidade para determinação de IgE específica. (I-A)
- O *prick test* é mais barato, mais sensível e permite avaliar o resultado com mais rapidez do que ao realizarmos exames laboratoriais.
- A determinação da IgE específica no soro (ImmunoCAP®) é uma opção quando a suspensão do emprego dos anti-histamínicos não pode ser realizada ou em casos de presença de dermatite e/ou dermografismo, dificultando a leitura do teste cutâneo alérgico de leitura imediata. (I-A)
- A avaliação do pico de fluxo expiratório (PFE) é de fácil realização e de baixo custo.
- O PFE auxilia a avaliação da função pulmonar e contribui para o manejo terapêutico, indicando a necessidade de uso de medicações de resgate e/ou corticoterapia inalatória.
- O aumento de pelo menos 15% no PFE após inalação de um broncodilatador ou curso oral de corticosteroide é indicativo de diagnóstico de asma.
- Espirometria com prova broncodilatadora é um importante exame diagnóstico, podendo ser realizado com sucesso na maioria das crianças com mais de 4 anos.
- Quando há suspeita de imunodeficiência, devemos solicitar: dosagem de Ig G, Ig M, Ig A e Ig E, citometria de fluxo (contagem de linfócitos CD3+, CD4+, CD8+, CD19+), sorologia anti-HIV.
- Dosagem de sódio e cloro no suor em caso de suspeita de fibrose cística.
- pHmetria – padrão-ouro para diagnóstico de refluxo gastroesofágico (RGE).

Diagnóstico diferencial

- Rinite alérgica.
- Sinusite.

- Infecções de vias aéreas.
- Disfunção de cordas vocais.
- Corpo estranho.
- Tumores.
- Laringotraqueomalácia.
- Estenose da traqueia.
- Fibrose cística.
- Doença cardíaca.
- Bronquiolite.
- Displasia broncopulmonar.
- Refluxo gastroesofágico (RGE).

Conduta terapêutica

- O objetivo principal no manejo da asma é a obtenção do seu controle.
- Classificação do controle da asma:
  - Asma controlada.
  - Asma parcialmente controlada.
  - Asma não controlada.
- A gravidade da asma deve ser classificada na consulta inicial, conforme critérios estabelecidos pela GINA.
- Ocorrendo dúvida na classificação, a terapêutica inicial deve sempre corresponder ao nível de maior gravidade da doença.
- Após o início do tratamento, o paciente deve ser reavaliado para estabelecimento da classificação de controle da asma.
- A GINA estabeleceu diferentes etapas de tratamento farmacológico da asma.
- Em crianças, a técnica inalatória preferencial é sempre o emprego de espaçadores com máscara.
- Os espaçadores permitem fluxo adequado e direcionado do medicamento para as vias respiratórias, possibilitando excelente resposta terapêutica.
- Em 2019, a GINA atualizou o manejo das etapas de tratamento a curto e a longo prazo, orientando como fazer a *step-down therapy* ou a *step-up therapy*.

Prevenção

- Controle do tabagismo familiar.
- Controle ambiental (aeroalérgenos).
- Emprego das vacinas *H. influenza* e pneumocócica conjugadas em lactentes recorrentes sibilantes e em familiares.
- Diminuição da exposição aos alérgenos é considerada a primeira linha no manejo terapêutico nas doenças alérgicas respiratórias (rinite e asma). (II-A)

- O controle ambiental no quarto de dormir é uma estratégia importante no tratamento preventivo da rinite alérgica e na asma induzida por ácaros. (II-A)
- Retirar tapetes, carpetes, cortinas e encapar colchão e travesseiros parecem ser medidas efetivas no controle da exposição a ácaros. (II-A)
- Banhos frequentes (semanais) de animais de estimação (cães e gatos) podem contribuir para a redução dos sinais e sintomas de indivíduos sensibilizados por pelos de animais. (II-A)
- O tratamento da rinite alérgica contribui para o controle da asma.
- A realização da ITA previne o desenvolvimento de asma em portadores de rinite alérgica.

Farmacoterapia

- A via de administração inalatória é sempre a primeira escolha.
- Na via inalatória o medicamento é administrado diretamente nas vias aéreas.
- A administração por via inalatória apresenta alta concentração no local da doença e ainda menor risco de efeitos sistêmicos indesejáveis.
- Medicações de controle (corticoides inalatórios e LABA) devem ser de uso diário e prolongado visando estabelecer o controle dos sintomas e, também, do processo inflamatório.
- Medicações de alívio (SABA, como salbutamol, por exemplo) devem ser utilizadas quando necessário para reverter rapidamente a broncoconstrição e para aliviar os sintomas.
- O emprego frequente da medicação de alívio é um sinal de deterioração do controle da asma e indica que o tratamento deve ser reavaliado (*step-down therapy* ou *step-up therapy*).
- LABA, como salmeterol e formoterol, por exemplo, não podem ser utilizados como monoterapia, sendo muito eficazes quando associados a corticosteroides inalatórios.
- Por segurança, a GINA não recomenda mais o tratamento apenas com SABA para a etapa 1.
- A combinação de formoterol com corticoide inalatório (p. ex., formoterol + budesonida) é uma opção para a etapa 1 de tratamento visto que o formoterol é um broncodilatador que tem ação de curta e longa duração.
- Os medicamentos LABA não devem ser usados como monoterapia, pois não agem sobre o processo inflamatório pulmonar.
- Em lactentes, o uso de broncodilatores, como os SABA, e os anticolinérgicos, como o brometo de ipratrópio, em nebulizações, é uma conduta bastante comum.
- Conceitos atuais valorizam o emprego de corticoides inalatórios como parte da terapêutica em crianças.

- Na etapa 1 de tratamento em asma intermitente ou persistente leve, sempre se deve administrar baixa dose de ICS quando SABA é utilizado ou ICS em baixa dose diária.
- Na etapa 2, o esquema terapêutico preferido é o emprego de ICS diário em baixa dose.
- Na etapa 3, o emprego de baixa dose de ICS-LABA ou ICS em dose média são tratamentos controladores preferenciais em crianças de 6 a 11 anos de idade.
- Na etapa 4, a dose média de ICS-LABA é o tratamento preferencial em crianças de 6 a 11 anos de idade.
- O paciente deve ser reavaliado periodicamente (3 em 3 meses) e deve ser utilizada a etapa terapêutica mais adequada para se alcançar o controle da doença.
- Antes da modificação da conduta, em caso de asma parcialmente controlada ou não controlada, o paciente deve ser avaliado quanto à adesão ao tratamento e à realização da técnica inalatória correta.
- Os corticoides intranasais são efetivos no controle dos sintomas da rinite alérgica e contribuem para o controle da asma em crianças que apresentam ambas as doenças. (I-A)
- Cursos curtos de corticoterapia via oral em doses adequadas (1 mg/kg/peso/dia) podem ser utilizados em casos graves. (I-A)
- Antileucotrienos são indicados como agentes terapêuticos adicionais aos corticoides e associação ICS – LABA. (I-A)
- Antileucotrienos podem ser adicionados ao tratamento como estratégia para diminuição da dose de ICS.
- O emprego de omalizumabe (anticorpo anti-IgE) pode ser utilizado em pacientes com mais de 12 anos, portadores de asma de difícil controle.
- A dose empregada (a cada 2 ou 4 semanas, via subcutânea) é calculada de acordo com o peso e com o nível de IgE sérica total.
- Não é recomendada a utilização de omalizumabe em pacientes com mais de 150 kg, ou IgE total < 30 ou > 700 UI/mL. (I-A)

Imunoterapia com alérgenos no tratamento da asma alérgica (inflamação "Tipo 2")

- A imunoterapia com alérgenos (ITA) é o único tratamento capaz de modificar o curso natural da rinite e da asma alérgica. (I-A)
- A ITA em crianças com rinite alérgica é uma importante estratégia para prevenir o desenvolvimento da asma. (I-A)
- Tanto a ITSC quanto a ITSL são eficazes no tratamento da asma em crianças, modificando a resposta imunológica e induzindo à tolerância alérgeno-específica. (I-A)
- A ITSL tem chances muito menores de efeitos colaterais e de reações graves. (I-A)

Imunoterapia com alérgenos via subcutânea (ITSC) no tratamento das alergias respiratórias

Considerações gerais

- A ITA para alérgenos inalantes (aeroalérgenos) possui mais de 100 anos de história na medicina.
- No mundo inteiro, a ITA é considerada um tratamento efetivo no controle da rinite e da asma alérgicas.
- Segundo a Organização Mundial de Saúde (OMS), a ITA é o único tratamento capaz de mudar o curso natural da rinite, rinoconjuntivite e asma alérgicas.
- Existem algumas pequenas diferenças de orientação para o manejo da ITA nos diversos consensos internacionais.
- Diversos estudos vêm demonstrando que a ITA pode contribuir para o tratamento de outras doenças alérgicas, como a dermatite atópica.
- A ITSC é o método utilizado há mais tempo e, também, o mais utilizado no Brasil e nos Estados Unidos.
- A ITA para inalantes é um procedimento realizado exclusivamente por profissional médico especialista em Alergia e Imunologia Clínica.

Princípios dos mecanismos de ação

- Na fase inicial do tratamento, a ITA induz aumento da população de células T reguladoras (Treg's), o que provoca diminuição da produção de citocinas pelos linfócitos TCD4+ Th1 e TCD4+ Th2 em resposta ao alérgeno específico, resultando em redução e inibição da resposta imunológica alérgeno-específica.
- Os linfócitos Treg naturais produzidos no timo (TCD4+ CD25+ Fox P3-) atuam via produção de interleucina-10 (IL-10) e fator de crescimento transformador beta (TGF-β, *transformer growth fator-beta*).
- Os linfócitos Treg induzidos, desenvolvidos perifericamente a partir de células CD4+, incluem vários subtipos e produzem IL-4, IL-10 e altos níveis de TGF-β.
- As células Treg atuam modulando diversos aspectos da resposta imunológica realizando as seguintes ações:
  - Aumento da tolerância periférica a alérgenos.
  - Supressão da resposta alérgeno-específica pelas células dendríticas.
  - Supressão da resposta alérgeno-específica de padrões Th1, Th2 e Th17.
  - Supressão funcional de mastócitos, de eosinófilos, de basófilos e da migração de linfócitos.
  - Diminuição da produção de IgE específica.
  - Indução da produção de IgG4.

- Com o avançar do tratamento, ocorre uma progressão no desvio da resposta imunológica alérgica classicamente de padrão Th2 para resposta com predominância de padrão Th1.

Principais aeroalérgenos

- Ácaros:
  - Os mais comuns e identificados como sensibilizantes em estudos brasileiros são o *Dermatophagoides pteronyssinus*, *Dermatophagoides farinae* e *Blomia tropicalis*.
  - Esses ácaros da poeira domiciliar são os principais constituintes da ITA nos países de clima tropical e subtropical.
  - *Blomia tropicalis* é característico de países de clima tropical e subtropical, existindo poucos ensaios clínicos com esse ácaro, o que dificulta a padronização de seu emprego na ITA.
- Fungos:
  - Os principais fungos alergênicos são *Cladosporium sp*, *Aspergillus sp*, *alternaria sp* e *Penicillium notatum*.
- Pólens:
  - Plantas alergênicas, como gramíneas e *Lolium multiflorum*, podem ser responsáveis pelo estabelecimento de processo alérgico induzido por pólen.
  - No Brasil, a alergia a pólen é mais comum no sul do país.
  - Na Europa e nos EUA, a alergia a pólen tem grande importância epidemiológica.
  - A ITA específica para pólen é considerada uma excelente estratégia terapêutica, com resultados clínicos muito satisfatórios.
- Alérgenos de baratas:
  - Esses alérgenos podem estar misturados na poeira domiciliar e contribuir para o desenvolvimento de processo alérgico.
  - As espécies mais comuns de barata no Brasil são a *Blatella germanica* e a *Periplaneta americana*.

Fundamentos da ITSC

- Possui indicação quando o alérgeno ou os alérgenos inalantes forem identificados por meio de determinação de IgE específica pelo *prick test* ou da IgE sérica específica (ImmunoCAP®).
- Os alérgenos selecionados para a SCID devem possuir correlação clínica entre exposição aos mesmos e presença de sinais e sintomas de doença alérgica.
- Os extratos alergênicos devem ser padronizados.

- A ITA com um único alérgeno apresenta resultados mais satisfatórios devido à alta concentração de extrato utilizada.
- Podem ocorrer efeitos adversos locais e sistêmicos.
- Edema e dor locais são muito observados na área da aplicação.
- Embora não sejam numerosos, há relatos de reações sistêmicas graves fatais ou quase fatais.
- A ITSC deve ser administrada por médico treinado no manejo de reações anafiláticas, em ambiente com infraestrutura e medicamentos adequados.

Prescrição e manejo da ITSC

- Na Europa, o *guideline* da European Academy of Allergy and Clinical Immunology (EAACI) não recomenda a mistura de alérgenos.
- Nos EUA, a American Academy of Allergy, Asthma and Immunology (AAAAI), o American College of Allergy, Asthma and Immunology (ACAAI) e o Joint Coucil of Allergy and Asthma and Immunology (JCAAI) definiram no documento *A Practice Parameter Third Update* (AIPP) que a ITA com mais de um alérgeno pode ser utilizada, desde que a dose terapêutica efetiva seja alcançada.
- A mistura de múltiplos alérgenos na ITA, prática comum nos EUA, é efetiva somente na ITSC.
- Existem duas fases de tratamento:
  - Indução.
  - Manutenção.
- Na fase de indução, são utilizadas doses crescentes de extratos alergênicos padronizados, aplicados semanalmente.
- Na fase de manutenção, a dose que confere melhor controle dos sinais e sintomas é administrada por longo período, sendo, portanto, capaz de manter o estado de tolerância clínica.
- Na fase de manutenção, as doses inicialmente são semanais e, posteriormente, quinzenais e mensais.
- Os ajustes de dose, aumentando ou diminuindo a concentração e/ou a frequência de aplicação, são específicos para cada paciente e devem ser realizados de acordo com a avaliação clínica.
- O tempo de duração da ITA é contado a partir da fase de manutenção, sendo sugerido de 3 a 5 anos após alcançar as doses de manutenção. Quatro anos têm sido propostos como uma duração adequada na maioria dos casos.
- Todos os pacientes devem ser observados por 30 minutos após a administração da ITSC para se garantir atendimento adequado em caso de reações sistêmicas (urticária, angioedema e/ou anafilaxia).

- O *guideline* da European Academy of Allergy and Clinical Immunology (EAACI) não recomenda a ITSC em crianças antes dos 5 anos de idade.
- O AIPP não contraindica o uso de ITSC em crianças com menos de 5 anos de idade; entretanto, ressalta que o médico deve estar atento para a dificuldade de crianças muito pequenas reconhecerem a presença de reações sistêmicas que necessitam de tratamento imediato.
- O AIPP ressalta, também, que as aplicações da ITSC em crianças muito jovens podem provocar traumas psicológicos associados ao procedimento.
- Doenças cardiovasculares, asma grave, doenças imunológicas e uso de betabloqueadores são contraindicações para o emprego de SCIT.
- Na fase de manutenção, a dose efetiva mensal geralmente recomendada pela literatura para pacientes sensibilizados para *Dermatophagoides sp* é de 7 μg de Der p1 (alérgeno principal).
- Fungos e alérgenos de baratas e outros insetos possuem proteases que degradam antígenos, não podendo ser misturados com os extratos de ácaros.
- Quando o paciente possui indicação para ITSC para fungos, insetos e/ou ácaros, devem ser utilizados extratos diferentes, administrados separadamente para obtenção de resultados satisfatórios.
- As reações locais e sistêmicas são mais observadas durante a fase de indução.
- Doses altas de alérgenos aumentam a chance de reações sistêmicas, incluindo anafilaxia.
- Antes da administração da ITSC para pacientes asmáticos deve ser verificado se o VEF1 ou o PFE estão acima de 70% do previsto.
- Devido ao fato de as reações à ITSC ocorrerem em tempos variados após a aplicação, é recomendado que o paciente permaneça por pelo menos 30 minutos em observação após a administração.
- A ITSC é contraindicada em pacientes que utilizam drogas betabloqueadoras e em portadores de doenças psiquiátricas, asma grave, obstruções pulmonares crônicas irreversíveis com VEF1 70% do predito, além de doenças cardiovasculares graves.
- Não deve ser iniciada em mulheres grávidas devido ao risco de reações sistêmicas e/ou anafilaxia nessas pacientes.
- Não existem evidências da ITA provocar alterações fetais.
- Pode ser mantida em mulheres que ficaram grávidas após o início do tratamento. Entretanto, essa decisão deve ser compartilhada com o paciente e avaliado o custo/benefício, dado o risco de reações sistêmicas, como anafilaxia.
- Nos casos de reações sistêmicas graves em mulheres grávidas, pode ocorrer aborto e comprometimento fetal.

Imunoterapia com alérgenos (ITA) via sublingual (ITSL) no tratamento das alergias respiratórias

Considerações gerais

- Embora a ITSC seja um procedimento relativamente seguro quando realizado por médico capacitado para seu manejo, a chance de reações sistêmicas existe principalmente em pacientes com asma.
- Com a finalidade de aumentar a segurança, novas vias de administração da ITA vêm sendo estudadas desde 1986.
- Atualmente existem duas formas de apresentação da ITSL: gotas e comprimidos.
- A apresentação em comprimidos as doses são fixas, não havendo possibilidade de ajustes de dose e utilização da metodologia de indução e manutenção.
- Na Europa, a ITSL em gotas é utilizada com sucesso há várias décadas. Os primeiros ensaios clínicos foram realizados em 1986.
- Nos EUA, a FDA (Food and Drug Administration) liberou a comercialização de comprimidos que são rapidamente dissolvidos para utilização na ITSL.
- Extratos padronizados para ácaros e pólens são disponibilizados na Europa para administração de ITSL em gotas e em comprimidos.
- Nos EUA, a ITSL em gotas é considerada *off label*.
- No Brasil, o emprego de ITSL em gotas está aumentando consideravelmente nos últimos anos.
- Por questões práticas, devido à facilidade de aplicação pelo próprio paciente, a ITSL em gotas vem sendo cada vez mais utilizada no Brasil.

Princípios dos mecanismos de ação

- As células dendríticas e os linfócitos Treg desempenham um papel fundamental no mecanismo de ação da ITSL.
- Vários efeitos imunomoduladores, semelhantes aos observados nos indivíduos submetidos a ITSC, foram constatados.
- A ITSL promove:
  - Aumento da tolerância periférica para alérgenos.
  - Supressão da resposta alérgeno-específica.
  - Diminuição da produção de IgE específica.
  - Supressão da resposta alérgeno específica pelas células dendríticas.
  - Supressão funcional de mastócitos, eosinófilos, basófilos e migração de linfócitos.
  - Indução da produção de IgG4.
- A exemplo do que ocorre na ITSC, a administração da ITSL induz a um desvio da resposta imunológica alérgica classicamente de padrão Th2 para resposta com predominância de padrão Th1.

Alergia Respiratória

- No início, ocorre tolerância de mastócitos e basófilos e, em seguida, tolerância de linfócitos T e, em alguns casos, de linfócitos B.

Fundamentos da ITSL

- A eficácia da ITSL é comprovada por vários estudos clínicos, sendo validada por vários documentos oficiais de diversas instituições acadêmicas e profissionais na área de Alergia e Imunologia.
- A ITSL apresenta perfil de segurança muito superior ao da ITSC.
- A presença de reações sistêmicas graves é raríssima.
- Reações locais, como prurido da mucosa bucal e edema local, podem ser observadas.
- A ITSL é um procedimento seguro, que permite a aplicação pelo próprio paciente em ambiente domiciliar.
- O alérgeno deve ser administrado na região sublingual, no assoalho da boca, sendo o tempo ótimo de contato com a mucosa bucal, sem deglutição, de 2 minutos.
- Em casos especiais, a ITSL pode ser administrada em outros locais da mucosa bucal, como, por exemplo, na mucosa da região vestibular do lábio inferior.

Prescrição e manejo da ITSL

- A ITSL em gotas, com mais de um alérgeno, pode ser utilizada desde que a dose terapêutica efetiva seja alcançada.
- As doses da ITSL devem ser calculadas cumulativamente até que seja alcançada a dose mensal recomendada.
- Devem ser somente utilizados extratos padronizados.
- As recomendações dos fabricantes devem ser consideradas para obtermos o sucesso terapêutico, visto que os extratos possuem características específicas, como a quantidade de alérgenos principais e secundários e potência biológica.
- Na fase de indução, são utilizadas doses crescentes de extratos alergênicos padronizados aplicados, em geral, todos os dias.
- Na fase de manutenção, a dose que confere melhor controle dos sinais e sintomas é administrada por longo período.
- Estudos sugerem que aplicações diárias aumentam a adesão e eficácia do tratamento.
- Embora o perfil de segurança da ITSL seja superior ao da ITSC, reações adversas importantes podem ser observadas, sobretudo em portadores de asma.
- A primeira aplicação de cada novo frasco de ITSL em gotas deve ser sempre realizada no consultório médico, após ter sido realizado criterioso exame clínico.

- Quando a concentração e/ou a dose do extrato utilizado na ITSL são aumentados, o paciente deve permanecer em observação no consultório por, no mínimo, 30 minutos.
- Em muitas situações, é necessário o ajuste de dose da ITSL para eficácia clínica sem efeitos adversos.
- Os extratos utilizados devem ser padronizados de acordo com os critérios internacionais de qualidade.
- Os ajustes de dose podem ser realizados com o aumento ou a diminuição da concentração, do número de gotas e/ou da frequência de aplicação.
- O ajuste da dose deve ser específico para cada paciente e deve ser realizado de acordo com a avaliação clínica.
- O tempo de duração da ITSL sugerido, a partir da fase de manutenção, é de 3 a 5 anos. Como citado para ITSC, 4 anos após alcançar a fase de manutenção garante excelentes resultados, possibilitando controle da doença a longo prazo mesmo após o término do tratamento.
- A mistura de mais de dois alérgenos dificulta o alcance da dose efetiva necessária para induzir tolerância.
- Fungos e alérgenos de baratas e outros insetos possuem proteases que degradam antígenos, não podendo ser misturados com extratos de ácaros.

Aspergilose broncopulmonar alérgica

Considerações gerais

- A prevalência global da aspergilose broncopulmonar alérgica (ABPA) tem sido estimada em torno de em 2,5%.
- Costuma ser observadada em asmáticos atópicos.
- A demora em realizar o diagnóstico ou subtratamento pode provocar fibrose pulmonar, bronquiectasia com produção crônica de expectoração e asma persistente grave com perda da função pulmonar.
- Presente em indivíduos imunocompetentes.
- Inflamação crônica com autopoder destrutivo do parênquima pulmonar.
- Varia de asma leve a doença pulmonar fibrótica fatal.
- Etiologia: fungos do gênero *Aspergillus*.

Imunopatologia

- O *Aspergillus fumigatus* (*Af*) é o agente etiológico mais comum.
- *Af* é encontrado na atmosfera, no solo, nos vegetais e na matéria orgânica em decomposição.

- O *Af* é termo tolerante apresentando crescimento entre 12 e 52 graus.
- Esse fungo possui conídios que facilitam a adesão ao epitélio respiratório.
- As vias respiratórias mais calibrosas são mais comprometidas.
- Os metábolitos e as enzimas produzidas pelo *Af* causam danos tissulares importantes.
- Metábolitos: aflatoxinas, ácido helvólico, fator inibidor do complemento, fumagilina, endotoxinas.
- Enzimas: nucleases, fosfatases, proteases, peptidases, superóxido dismutase.
- Alérgenos proteicos encontrados nos fungos do gênero *Aspergillus*: Asp *f* 1 (alérgeno principal – liga-se a IgE), Asp *f* 2, Asp *f* 4, Asp *f* 6.
- Na presença dos alérgenos específicos, há desenvolvimento do processo alérgico inflamatório, representado por: degranulação de mastócitos e basófilos, ativação do complemento pela via clássica e alternativa à ativação de células Th2, aumento da síntese de IL-4, IL-5 e IL-13, elevação da produção de IgE e ativação de eosinófilos.
- Podemos encontrar os seguintes achados nos pulmões:
  - Bronquiectasias centrais.
  - Fibrose pulmonar.
  - Pneumonia eosinofílica.
  - Bronquite.
  - Tampão mucoso – esverdeado, espesso e viscoso (mucina alérgica).

Diagnóstico

Histórico e exame físico

- Os critérios mínimos necessários para o diagnóstico da ABPA são os seguintes: (1) asma ou FC com deterioração da função pulmonar; (2) reatividade cutânea imediata das espécies *Aspergillus*; (3) nível sérico total de IgE de 1.000 ng/mL ou superior; (4) aumento dos anticorpos IgE e IgG específicos para *Aspergillus*; e (5) infiltrado pulmonar.
- Critérios adicionais podem incluir eosinofilia periférica, bronquiectasia central e tampões de muco eliminados na expectoração.
- Estagiamento clínico:
  - Estágio I – agudo: dispneia, tosse, expectoração acastanhada, febre, mal-estar, elevação da IgE sérica total e da IgE e IgG específicas para o *Af*, eosinofilia periférica.
  - Estágio II – remissão: ocorre após o tratamento com corticoide com desaparecimento dos sintomas sem recorrência por, no mínimo, 6 meses.
  - Estágio III – exacerbação: todos os achados do estágio I ou ocorre elevação de, pelo menos, 100% da IgE total e novos infiltrados pulmonares.

- Estágio IV – asma corticodependente: necessitam de corticoterapia sistêmica e/ou inalatória para controle da asma, IgE total normal ou elevada. IgE e IgG específicas elevadas.
- Estágio V – fibrose pulmonar: fibroses extensas e irreversíveis. Padrão de doença pulmonar obstrutiva e restritiva na espirometria. Pode evoluir para cianose, hipoxemia central, insuficiência respiratória e morte.

- Diagnóstico diferencial com sarcoidose, alveolite alérgica extrínseca, pneumonia eosinofílica, tuberculose – na ABPA não é raro o envolvimento dos lobos pulmonares superiores.
- O diagnóstico e tratamento precoces diminuem o risco de avanço para o estágio IV ou para o estágio V.

Exames complementares

- Testes cutâneos de hipersensibilidade – *prick test* e teste intradérmico com extrato padronizado de *Af.*
- *Prick test* – exame preferencial para investigação diagnóstica principal apresenta reação imediata ou semitardia (leitura após 24 h).
- Teste intradérmico deve ser realizado quando o *prick test* for negativo.
- É desnecessário continuar investigação para ABPA quando o teste intradérmico for negativo.
- Achados radiográficos e tomográficos compatíveis com ABPA.
- De acordo com os achados radiográficos e tomográficos, podemos classificar a doença em:
  - ABPA-BC – presença de bronquiectasisia central.
  - ABPA-S – ausência de bronquiectasia.
- Provas laboratoriais: IgE total elevada > 1.000 kU/L; IgE e IgG específicas elevadas para *Af.*

Conduta terapêutica

- Os corticosteroides continuam a ser a base do manejo da ABPA atuando na redução da resposta inflamatória desencadeada pelo fungo. Prednisona é o fármaco de escolha.
- Estágios I e II da doença – 0,5 mg/kg/dia dose única matinal 7 a 14 dias – posteriormente a mesma dose em dias alternados por 6 a 8 semanas. Em seguida, redução de 5 a 10 mg da prednisona a cada 2 semanas.
- Uma abordagem mais agressiva preconizada é o emprego de prednisolona 0,75 mg/kg/dia durante 6 semanas, depois 0,5 mg/kg/dia durante 6 semanas, seguida de uma redução gradual de 5 mg a cada 6 semanas continuando por um período total de 6 a 12 meses.

- Ocorre redução dos infiltrados e redução de pelo menos 35% na concentração de IgE sérica total após 6 semanas de tratamento.
- No estágio IV da doença, manter a menor dose de corticoide para o controle.
- No estágio V da doença, a corticoterapia pode ser útil mesmo na fibrose pulmonar.
- Devemos iniciar fisioterapia respiratória e utilizar antibioticoterapia, pois nesse estágio os infiltrados podem ser bacterianos.
- A corticoterapia inalatória é útil para o controle da asma mas não tem efeito sobre a ABPA.
- O itraconazol pode ser utilizado como droga adicional.
- A dose recomendada para o itraconazol em adultos é de 200 mg duas vezes por dia durante 4 a 6 meses e posterior diminuição progressiva da dose durante os 4 a 6 meses seguintes.
- Pulsoterapia com metilprednisolona intravenosa mensal na dose de 10 a 20 mg/kg/dia por 3 dias consecutivos, em associação ao itraconazol, apresenta resultados satisfatórios, devendo ser considerada em pacientes que não obtiveram bons resultados com o esquema terapêutico convencional ou apresentam resistência à corticoterapia oral.
- Há poucos relatos de casos que comprovem o benefício do omalizumabe na terapêutica da ABPA. São necessárias mais evidências para indicarmos o emprego desse biológico como opção de tratamento.

Acompanhamento laboratorial
- Realizado entre 6 e 8 semanas de intervalo.
- Posteriormente, de 8 em 8 semanas por 1 ano.
- Determinar o nível basal de IgE total após 1 ano de acompanhamento.
- Exacerbação da doença – aumento acima de 100% do nível basal.

Acompanhamento por imaginologia
- A radiografia de tórax ou a TC deve ser realizada entre 4 e 8 semanas após o início do tratamento.
- Não ocorrendo melhora do quadro, pode-se aumentar a dose de corticoide.

Acompanhamento da função pulmonar
- A espirometria também é uma ferramenta útil para avaliar objetivamente a resposta à terapia.
- Recomenda-se espirometria anual após o primeiro ano de tratamento.

Profilaxia
- Evitar áreas de concentração do fungo – locais com adubo químico, matéria orgânica em decomposição e grãos estocados.

Pneumonite de hipersensibilidade

Considerações gerais

- Sinonímias: alveolite alérgica extrínseca; pulmão de fazendeiro.
- Atopia não é fator de risco.
- Embora incomum pode ocorrer em crianças e adolescentes.
- Não é doença IgE mediada.

Imunopatologia

Relacionada com a exposição a diversos antígenos em diferentes condições, em geral ocupacionais ou de moradia, como:

- Pulmão de fazendeiro: feno, grãos, adubo orgânico mofado.
- Bagaçose – pulmão do adubador: cana mofada, adubo residencial mofado.
- Pneumonite de ventilação: ar condicionado, umidificadores.
- Fungos: *Aspergillus*, *Alternaria*, *Penicillium*, *Thrischosporon*.
- Pulmão do trabalhador com madeira: poeira de madeira mofada.
- Suberose: poeira de cortiça mofada.
- Pulmão do trabalhador com queijo: mofo de queijo.
- Doença do criador de pássaros: pombo, pato, peru, periquito.
- Pulmão do trabalhador com plástico: indústria de plástico.
- Pulmão da broca do trigo: farinha de trigo infestada.

Mecanismo imunopatológico

- Lesões linfocíticas granulomatosa interticiais e de preenchimento alveolar.
- Presença de fibrose.
- Presença de macrófagos espumosos.
- A IgE não é importante.
- A IgG específica é envolvida em todos os pacientes.
- Os antígenos devem ser muito pequenos para entrarem nas pequenas vias áereas e devem estar presentes em altos níveis, intermitentemente, ou em baixos níveis, cronicamente.

Diagnóstico

Histórico e exame físico

- Foram identificados seis achados no histórico e exame clínico significativos que fornecem cerca de 95% de precisão diagnóstica: (1) exposição a alérgeno conhecido; (2) anticorpos precipitantes positivos ao antígeno; (3) episódios recorrentes de sintomas; (4) crepitações inspiratórias na ausculta pulmonar; (5) sintomas que ocorrem 4 a 8 horas após a exposição ao alérgeno; e (6) perda de peso.

Classificação – aguda e crônica

Forma aguda

- Grave e dramática.
- Febre acima de 40%, calafrios, fadiga, cefaleia, mialgia, sinais e sintomas respiratórios.
- Leucocitose é comum.
- Pneumonia aguda.
- Níveis de antígenos tipicamente são altos.
- Sintomas regridem em 24 horas após remoção do antígeno (em geral, no local de trabalho).
- Exame físico: aspecto de doente, debilitado, tosse seca, dispneia, aperto no tórax, estertores – sugerindo pneumonia aguda.

Forma crônica

- Insidiosa.
- Difícil diagnóstico.
- Dispneia progressiva.
- Tosse.
- Mal-estar inespecífico.
- Anorexia e perda de peso, fadiga e fraqueza.
- Exposição ao antígeno é prolongada e em nível mais baixo.
- Exemplo de exposição: 1 ou 2 aves em casa.
- Exame físico: dispneia progressiva aos esforços, podem ter cianose, dispneia e estertores.

Pontos importantes a serem investigados na anamnese:
- Contato com animais domésticos (sobretudo aves).
- Ambientes com danos causados por inundação.
- Presença de umidificadores, desumidificadores e vaporizadores.
- Exposição a feno.
- Vestimentas e roupas de cama com penas.
- Padrões temporais – melhora nas férias e nos finais de semana.
- Piora com a reexposição no ambiente.

Diagnóstico diferencial

- Forma aguda – pneumonia aguda.
- Forma crônica – doenças restritivas (fibrose, sarcoidose, bronquiolite obliterante).

Exames complementares

- Testes cutâneos não têm utilidade.
- Identificação de IgG antígeno-específica – essencial para apoiar a suspeita clínica, mas não confirma o diagnóstico.
- Biópsia de pulmão a "céu aberto" pode ser necessária.

Imaginologia

- A tomografia é o exame mais indicado.
- A radiografia de tórax pode contribuir para avaliação inicial do paciente.
- Infiltrados nodulares na forma aguda.
- Fibrose difusa na forma crônica.
- Infiltrados parenquimatosos frequentemente coalescentes.
- Opacificações com aspecto de vidro moído.
- Nódulos centrolobulares.
- Na fase final, pode apresentar fibrose difusa ou aspecto de favo de mel.

Espirometria

- Presença de distúrbio ventilatório restritivo.
- Na forma crônica, pode ser observado padrão misto com presença de obstrução e restrição.

Conduta terapêutica

- Evitar o antígeno suspeito de ser o agente etiológico.
- Corticoide 40 a 60 mg/dia em dose única, de preferência pela manhã (podendo chegar a 80 mg/dia).
- Doses altas de corticoide por 2 a 3 semanas e diminuição gradativa por 4 a 6 meses.
- Corticoides inalatórios não apresentam bons resultados.
- A remoção do antígeno pode reverter o quadro clínico.
- Acompanhamento por imaginologia e espirometria deve ser realizado.

Literatura recomendada

- Abramson MJ1, Puy RM, Weiner JM. Injection allergen immunotherapy for asthma. Cochrane Database Syst Rev. 2010 Aug;4(8):CD001186.
- Agency for Healthcare Research and Quality's – AHRQ. Subcutaneous and sublingual immunotherapy to treat allergic rhinitis/rhinoconjunctivitis and asthma. Aug. 2013 [acesso em 10 mar. 2014]. Disponível em: http://effectivehealthcare.ahrq.gov/ehc/products/270/1647/allergy-asthma-immunotherapy-clinician-130820.pdf.
- Al Sayyad JJ, Fedorowicz Z, Alhashimi D, Jamal A. Topical nasal steroids for intermittent and persistent allergic rhinitis in children. Cochrane Database Syst Rev. 2007 Jan;24(1):CD003163.

- Benninger M, Farrar JR, Blaiss M, Chipps B, Ferguson B, Krouse J et al. Evaluating approved medications to treat allergic rhinitis in the United States: an evidence-based review of efficacy for nasal symptoms by class. Ann Allergy Asthma Immunol. 2010;104(1):13-29.
- Brozek JL, Bousquet J, Baena-Cagnani CE, Bonini S, Canonica GW, Casale TB, et al. Allergic Rhinitis and its Impact on Asthma (ARIA) guidelines: 2010 revision. J Allergy Clin Immunol. 2010 Sep;126(3):466-76.
- Calderon MA, Penagos M, Sheikh A, Canonica GW, Durham S. Sublingual immunotherapy for treating allergic conjunctivitis. Cochrane Database Syst Rev. 2011 Jul;6(7):CD007685.
- Canonica GW, Tarantini F, Compalati E, Penagos M. Efficacy of desloratadine in the treatment of allergic rhinitis: a meta-analysis of randomized, double-blind, controlled trials. Allergy. 2007 Apr;62(4):359-66.
- Chelladurai Y, Lin SY. Effectiveness of subcutaneous versus sublingual immunotherapy for allergic rhinitis: current update. Curr Opin Otolaryngol Head Neck Surg. 2014 Jun;22(3):211-5.
- Chelladurai Y, Suarez-Cuervo C, Erekosima N, Kim JM, Ramanathan M, Segal JB et al. Effectiveness of subcutaneous versus sublingual immunotherapy for the treatment of allergic rhinoconjunctivitis and asthma: a systematic review. J Allergy Clin Immunol Pract. 2013 Jul-Aug;1(4):361-9.
- Compalati E, Baena-Cagnani R, Penagos M, Badellino H, Braido F, Gómez RM et al. Systematic review on the efficacy of fexofenadine in seasonal allergic rhinitis: a meta-analysis of randomized, double-blind, placebo-controlled clinical trials. Int Arch Allergy Immunol. 2011;156(1):1-15.
- Das RR, Singh M, Shafiq N. Probiotics in treatment of allergic rhinitis. World Allergy Organ J. 2010 Sep;3(9):239-44.
- Dean L. Comparing inhaled nasal corticosteroids. 1 Oct. 2010 [acesso em 10 mar. 2014]. Disponível em: http://www.ncbi.nlm.nih.gov/pubmedhealth/PMH0004952/.
- Dean L. Comparing new antihistamines. 10 Feb. 2011 [acesso em 10 mar. 2014]. Disponível em: http://www.ncbi.nlm.nih.gov/pubmedhealth/PMH0004914/.
- Dranitsaris G, Ellis AK. Sublingual or subcutaneous immunotherapy for seasonal allergic rhinitis: an indirect analysis of efficacy, safety and cost. J Eval Clin Pract. 2014 Jun;20(3):225-38.
- Fishwick D. New occupational and environmental causes of asthma and extrinsic allergic alveolitis. Clin Chest Med. 2012 Dec;33(4):605-16.
- Global Initiative for Asthma. NHLBI/WHO Workshop Report: Global Strategy for Asthma Management and Prevention 2002: NIH Publication N° 02-3659.
- Grunes D, Beasley MB. Hypersensitivity pneumonitis: a review and update of histologic findings. J Clin Pathol. 2013 Oct;66(10):888-95.
- Hong J, Bielory B, Rosenberg JL, Bielory L. Efficacy of intranasal corticosteroids for the ocular symptoms of allergic rhinitis: a systematic review. Allergy and Asthma Proceedings 2011;32(1):22-35.
- Informed Health Online [Internet]. Allergies: What are the advantages and disadvantages of various antihistamines? 11 Jun. 2008[acesso em 10 mar. 2014]. Disponível em: http://www.ncbi.nlm.nih.gov/books/NBK48813/.
- Informed Health Online [Internet]. Allergies: What can you do around the house to reduce allergy symptoms caused by house dust mites? 21 Apr. 2011 [acesso em 10 mar. 2014]. Disponível em: http://www.ncbi.nlm.nih.gov/pubmedhealth/PMH0005180/.
- Kaliner MA, Farrar JR. Consensus review and definition of nonallergic rhinitis with a focus on vasomotor rhinitis, proposed to be known henceforth as nonallergic rhinopathy: introduction to part 2. World Allergy Organ J. 2009 Aug;2(8):155.
- Keith PK, Scadding GK. Are intranasal corticosteroids all equally consistent in managing ocular symptoms of seasonal allergic rhinitis? Curr Med Res Opin. 2009 Aug;25(8):2021-41.
- Konstantinou GN, Xepapadaki P, Manousakis E, Makrinioti H, Kouloufakou-Gratsia K, Saxoni-Papageorgiou P et al. Assessment of airflow limitation, airway inflammation, and symptoms

during virus-induced wheezing episodes in 4- to 6-year-old children. J Allergy Clin Immunol. 2013 Jan;131(1):87-93.e1-5.

- Lin SY, Erekosima N, Kim JM, Ramanathan M, Suarez-Cuervo C, Chelladurai Y et al. Sublingual immunotherapy for the treatment of allergic rhinoconjunctivitis and asthma: a systematic review. JAMA. 2013 Mar;309(12):1278-88.
- Máiz L, Baranda F, Coll R, Prados C, Vendrell M, Escribano A, Gartner S et al. SEPAR (Spanish Society of Pneumology and Thoracic Surgery) Guidelines. Guideline for diagnosis and treatment of respiratory involvements in cystic fibrosis. Arch Bronconeumol. 2001 Sep;37(8):316-24.
- Menzella F, Galeone C, Bertolini F, N Facciolongo. Journal of Asthma and Allergy Dec-2018.
- Muraro A. Lemanske Jr RF, Hellings PW, Akdis CA, Bieber T, Casale TB et al. Precision medicine in patients with allergic diseases: Airway diseases and atopic dermatitis – PRACTALL document of the European Academy of Allergy and Clinical Immunology and the American Academy of Allergy, Asthma & Immunology. J Allergy Clin Immunol 2016;137:1347-58.
- Nasser M, Fedorowicz Z, Aljufairi H, McKerrow W. Antihistamines used in addition to topical nasal steroids for intermittent and persistent allergic rhinitis in children. Cochrane Database of Systematic Reviews. 7 Jul. 2010 [acesso em 10 mar. 2014]. Disponível em: http://onlinelibrary.wiley.com/doi/10.1002/14651858.CD006989.pub2/full.
- Ohshimo S, Bonella F, Guzman J, Costabel U. Hypersensitivity pneumonitis. Immunol Allergy Clin North Am. 2012 Nov;32(4):537-56.
- Penagos M, Compalati E, Tarantini F, Baena-Cagnani CE, Passalacqua G, Canonica GW. Efficacy of mometasone furoate nasal spray in the treatment of allergic rhinitis. Meta-analysis of randomized, double-blind, placebo-controlled, clinical trials. Allergy. 2008 Oct;63(10):1280-91.
- Penagos M, Compalati E, Tarantini F, Baena-Cagnani R, Huerta J, Passalacqua G et al. Efficacy of sublingual immunotherapy in the treatment of allergic rhinitis in pediatric patients 3 to 18 years of age: a meta-analysis of randomized, placebo-controlled, double-blind trials. Ann Allergy Asthma Immunol. 2006 Aug;97(2):141-8.
- Radulovic S, Calderon MA, Wilson D, Durham S. Sublingual immunotherapy for allergic rhinitis. Cochrane Database Syst Rev. 2010 Dec;8(12):CD002893.
- Radulovic S, Wilson D, Calderon M, Durham S. Systematic reviews of sublingual immunotherapy (SLIT). Allergy. 2011 Jun;66(6):740-52.
- Sheikh A1, Hurwitz B, Nurmatov U, van Schayck CP. House dust mite avoidance measures for perennial allergic rhinitis. Cochrane Database Syst Rev. 2010 Jul;7(7):CD001563.
- Stevens DA, Kan VL, Judson MA, Morrison VA, Dummer S, Denning DW, Bennett JE et al. Practice guidelines for diseases caused by Aspergillus. Infectious Diseases Society of America. Clin Infect Dis. 2000 Apr;30(4):696-709.
- Tabatabaian F, Ledford DK, Casale TB. Biologic and new therapies in asthma. Immunol Allergy Clin N Am 37 (2017) 329-43.
- Tablan OC1, Anderson LJ, Besser R, Bridges C, Hajjeh R, CDC, Healthcare Infection Control Practices Advisory Committee. Guidelines for preventing health-care-associated pneumonia, 2003: recommendations of CDC and the Healthcare Infection Control Practices Advisory Committee. MMWR Recomm Rep. 2004 Mar 26;53(RR-3):1-36.
- Walsh TJ, Anaissie EJ, Denning DW, Herbrecht R, Kontoyiannis DP, Marr KA, Morrison VA et al. Treatment of aspergillosis: clinical practice guidelines of the Infectious Diseases Society of America. Clin Infect Dis. 2008 Feb 1;46(3):327-60.
- Wilson AM, O'Byrne PM, Parameswaran K. Leukotriene receptor antagonists for allergic rhinitis: a systematic review and meta-analysis. Am J Med. 2004;116(5):338-44.

2 Alergia Ocular

▉ Conjuntivite alérgica

Classificação

- Conjuntivite alérgica sazonal (CAS).
- Conjuntivite alérgica perene (CAP).
- Ceratoconjuntivite primaveril ou vernal (CCV).
- Ceratoconjuntivite atópica (CCA).
- Conjuntivite papilar gigante (CPG).
- Blefarodermatite de contato.

Imunopatologia

- É amplamente aceito o envolvimento de mecanismo mediado por IgE em algumas condições, como ceratoconjuntivite vernal, ceratoconjuntivite atópica e conjuntivite alérgica (CA).
- A CA tem sido tradicionalmente classificada de acordo com a exposição ao alérgeno:
  - CA sazonal: desencadeada principalmente pela exposição a pólens.
  - CA perene: afeta indivíduos sensibilizados expostos a ácaros, fungos, pelos de animais e alérgenos ocupacionais.
- Os aeroalérgenos envolvidos na etiopatogênese da rinite alérgica são semelhantes aos observados na CA sazonal e perene.
- Mastócitos exercem uma função importante no processo inflamatório da CA.
- A histamina é o principal mediador (receptores H1).
- Na fase tardia ocorre uma significativa participação de linfócitos T.
- Há relação entre a quantidade de eosinófilos na conjuntiva e a gravidade da doença.
- Pode ser observado comprometimento corneano grave quando ocorre inflamação persistente, com ativação de células de Langerhans.

Diagnóstico

Histórico e exame físico

Conjuntivite alérgica sazonal (intermitente) e perene (persistente)

- Correspondem a 80% dos casos de CA.
- Histórico familiar e pessoal de atopia.
- Rinite e asma podem ser observadas concomitantemente.
- Presença de quemose (edema conjuntival).
- Hipertrofia papilar.
- A CA é considerada intermitente quando os sintomas duram até 4 dias/semana ou perduram por até 4 semanas consecutivas.
- Na CA persistente, os sintomas permanecem por mais de 4 dias/semana ou por mais de 4 semanas consecutivas.
- Pólen, ácaros, pelo de cão e saliva do gato são os principais agentes causadores.
- Na CA leve:
  - Os sinais e sintomas não são incômodos.
  - Não há alterações na visão.
  - Não ocorre interferência nas atividades escolares ou de trabalho.
  - Ausência de dificuldades para desempenho das atividades da vida diária.
- Na CA moderada, ocorrem três das seguintes manifestações:
  - Sintomas incômodos.
  - Presença de alteração na visão.
  - Interferência nas atividades escolares ou de trabalho.
  - Dificuldade para realização de atividades da vida diária.
- Na CA grave, ocorrem todas essas manifestações descritas.

Ceratoconjuntivite primaveril

- Rara e grave.
- Outras atopias estão presentes concomitantemente em 50% dos casos.
- Autolimitada, melhorando após a puberdade.
- Relativa sazonalidade, piorando nos meses quentes do ano e com o clima seco.
- Lesões de córnea (ceratite e úlceras).
- Presença de úlceras "em escudo".
- Presença de nódulos de Horner-Tantras (acúmulos de eosinófilos e de células epiteliais degeneradas).
- Papilas gigantes.

Ceratoconjuntivite atópica

- Grave e crônica.
- Prevalência maior no sexo masculino (2:1).

- Presente da terceira a quinta décadas de vida.
- Presença de dermatite atópica desde a infância é um achado comum.
- Piora nas estações frias.
- Prurido, lacrimejamento, fotofobia, nódulos de Horner-Tantras, hiperemia e edema conjuntival.

Conjuntivite papilar gigante
- Traumas mecânicos da conjuntiva palpebral superior.
- Associado ao uso de lentes de contato.
- Acúmulo de muco, lacrimejamento, prurido e sensação de corpo estranho.
- Formação de papilas gigantes.

Exames complementares
- IgE total elevada sugere doença alérgica; entretanto, níveis normais de IgE não excluem o diagnóstico de CA. (I-A)
- Eosinofilia no sangue periférico é rara e não constitui marca diagnóstica. (I-A)
- O teste cutâneo alérgico de leitura imediata (*prick test*) e a determinação da IgE específica no soro (ImmunoCAP®) podem contribuir para o diagnóstico da CA sazonal e perene. (I-A)

Conduta terapêutica
Prevenção
- Diminuição da exposição aos alérgenos é a primeira linha no manejo terapêutico na rinoconjuntivite alérgica. (II-A)
- O controle ambiental no quarto de dormir é uma estratégia essencial no tratamento preventivo da rinite alérgica induzida por ácaros. (II-A)
- Retirar tapetes, carpetes, cortinas, encapar colchão e travesseiros parecem ser medidas efetivas no controle da exposição a ácaros. (II-A)
- Banhos frequentes (semanais) de cães e gatos de estimação podem contribuir para a redução dos sinais e sintomas de indivíduos sensibilizados por pelos de animais. (II-A)

Farmacoterapia
- Anti-histamínicos tópicos (Iodoxamida, nedocromil) podem auxiliar o controle dos sintomas.
- Estabilizadores de membrana de mastócitos (cromolina sódica) podem ser utilizados 3 a 4 vezes/dia, por períodos prolongados, em pacientes com sintomas perenes.

- Medicamentos que combinam anti-histamínicos tópicos e estabilizadores de membrana de mastócitos (olopatadina, azelastina, epinastina, cetotifeno) são opções terapêuticas eficazes no controle da CA.
- Anti-histamínicos por via oral podem ser empregados como tratamento adicional às medicações tópicas.
- Corticoides tópicos devem ser usados por curto período (7 a 10 dias) devido ao aumento do risco de desenvolvimento de glaucoma e catarata.
- Cursos breves de corticoterapia via oral em doses adequadas (1 mg/kg/peso/dia até 60 mg/kg por dia) podem ser utilizados em casos graves. (I-A)
- Ciclosporina tópica é uma opção terapêutica nos casos mais graves.
- Na ceratoconjuntivite atópica, ciclosporina e *tacrolimus* tópico ou por via oral são uma importante estratégia para evitar o uso de corticoides tópicos.

Imunoterapia com alérgenos

- A imunoterapia específica aplicada por via subcutânea (ITSC) e a por via sublingual (ITSL) têm excelente potencial terapêutico no tratamento da CA sazonal e perene. (I-A)

Literatura recomendada

- Calderon MA, Penagos M, Sheikh A, Canonica GW, Durham S. Sublingual immunotherapy for treating allergic conjunctivitis. Cochrane Database Syst Rev. 2011 Jul 6;(7):CD007685.
- Diao H, She Z, Cao D, Wang Z, Lin Z. Comparison of tacrolimus, fluorometholone, and saline in mild-to-moderate contact lens-induced papillary conjunctivitis. Adv Ther. 2012 Jul;29(7):645-53.
- Ebihara N, Ohashi Y, Fujishima H, Fukushima A, Nakagawa Y, Namba K, Okamoto S et al. Blood level of tacrolimus in patients with severe allergic conjunctivitis treated by 0.1% tacrolimus ophthalmic suspension. Allergol Int. 2012 Jun;61(2):275-82.
- Hong J, Bielory B, Rosenberg JL, Bielory L. Efficacy of intranasal corticosteroids for the ocular symptoms of allergic rhinitis: A systematic review. Allergy Asthma Proc. 2011 Jan-Feb;32(1):22-35.
- Labcharoenwongs P, Jirapongsananuruk O, Visitsunthorn N, Kosrirukvongs P, Saengin P, Vichyanond P. A double-masked comparison of 0.1% tacrolimus ointment and 2% cyclosporine eye drops in the treatment of vernal keratoconjunctivitis in children. Asian Pac J Allergy Immunol. 2012 Sep;30(3):177-84.
- Lambiase A, Bonini S, Rasi G, Coassin M, Bruscolini A, Bonini S. Montelukast, a leukotriene receptor antagonist, in vernal keratoconjunctivitis associated with asthma. Arch Ophthalmol. 2003 May;121(5):615-20.
- Lehtimäki L, Petäys T, Haahtela T. Montelukast is not effective in controlling allergic symptoms outside the airways: a randomised double-blind placebo-controlled crossover study. Int Arch Allergy Immunol. 2009;149(2):150-3.
- Miraldi Utz V, Kaufman AR. Allergic eye disease. Pediatr Clin North Am. 2014 Jun;61(3):607-620.
- Ohashi Y, Ebihara N, Fujishima H, Fukushima A, Kumagai N, Nakagawa Y, Namba K. et al. A randomized, placebo-controlled clinical trial of tacrolimus ophthalmic suspension 0.1% in severe allergic conjunctivitis. J Ocul Pharmacol Ther. 2010 Apr;26(2):165-74.

- Owen CG, Shah A, Henshaw K, Smeeth L, Sheikh A. Topical treatments for seasonal allergic conjunctivitis: systematic review and meta-analysis of efficacy and effectiveness. Br J Gen Pract. 2004 Jun;54(503):451-6.
- Sánchez-Hernández MC, Montero J, Rondon C, Benitez del Castillo JM, Velázquez E, Herreras JM, Fernández-Parra B, Merayo-Lloves J, Del Cuvillo A, Vega F, Valero A, Panizo C, Montoro J, Matheu V, Lluch-Bernal M, González ML, González R, Dordal MT, Dávila I, Colás C, Campo P, Antón E, Navarro A; SEAIC 2010 Rhinoconjunctivitis Committee; Spanish Group Ocular Surface-GESOC. Consensus document on allergic conjunctivitis (DECA). J Investig Allergol Clin Immunol. 2015;25(2):94-106.
- Swamy BN, Chilov M, McClellan K, Petsoglou C. Topical non-steroidal anti-inflammatory drugs in allergic conjunctivitis: meta-analysis of randomized trial data. Ophthalmic Epidemiol. 2007 Sep-Oct;14(5):311-9.
- Theodoropoulos DS, Lockey RF. Allergen immunotherapy: guidelines, update, and recommendations of the World Health Organization. Allergy Asthma Proc. 2000 May-Jun;21(3):159-66.
- Wan KH, Chen LJ, Rong SS, Pang CP, Young AL. Topical cyclosporine in the treatment of allergic conjunctivitis: a meta-analysis. Ophthalmology. 2013 Nov;120(11):2197-203.

3 Alergia Cutânea

Dermatite atópica

Considerações gerais

- A dermatite atópica (DA) compromete cerca de 25% das crianças e 10% dos adultos nos países industrializados do mundo ocidental.
- A DA é um elemento importante na marcha atópica que, em geral, apresenta a sequência "dermatite atópica – rinite – asma".
- Apresenta caráter hereditário, sendo uma doença crônica e recidivante.
- É caracterizada por lesões pruriginosas e descamativas.
- De acordo com a idade do paciente, as lesões ocorrem em localização anatômica variável.
- Crianças e adolescentes são os mais acometidos.
- As manifestações podem ocorrer nos primeiros meses ou anos de vida.
- Na marcha atópica, em geral a DA melhora com o avançar da idade, quando têm início a rinite e a asma.
- Presença de IgE aumentada em 85% dos casos de DA.
- Na DA intrínseca (não atópica ou pura), o mecanismo fisiopatológico é não IgE mediado.
- Infecções secundárias são frequentes, sobretudo bacterianas e fúngicas.
- *Staphylococcus aureus* colonizam mais de 90% das lesões de DA.
- *Malassezia furfur* é um fungo muito observado nas lesões da DA moderada/grave.

Imunopatologia

- Mecanismos de reação de hipersensibilidade Tipo I e Tipo IV estão envolvidos.
- Pode haver relação com alergia alimentar, embora seja menos frequente do que suspeitado.
- Os principais alimentos envolvidos são: ovo, leite, trigo, soja e amendoim.
- Aleitamento materno até o quarto mês de vida reduz a incidência da DA.
- A participação dos alimentos na fisiopatologia da DA é mais significativa durante a infância.

- Podem ocorrer mutações nos genes que codificam a filagrina, cujas funções se relacionam com a constituição da barreira cutânea.
- A filagrina é uma proteína, presente nas camadas inferiores da epiderme, responsável pela transformação de ácidos graxos no estrato córneo.
- Pele seca com perda transdérmica de água excessiva é consequência de alteração na barreira cutânea, que se apresenta com poucas ceramidas e poucos lipídeos na camada córnea.
- Os genes da filagrina estão situados no cromossomo 5, onde também são codificadas citocinas produzidas por linfócitos Th2.
- Há um desequilíbrio entre as populações de linfócitos Th1 e Th2, com quantidade inicialmente maior de células Th2 e aumento da produção de IL-4 e IL-5.
- Ocorre aumento do índice apoptótico de células epiteliais, com alto *turnover* celular, ocasionando descamação epitelial.
- A sensibilização a ácaros da poeira domiciliar (*Dermatophagoides pteronyssinus*, *Dermatophagoides farinae* e *Blomiatropicalis*) é um achado comum, que pode influenciar a fisiopatologia da DA.
- A frequente exposição a ácaros da poeira domiciliar na infância está associada a maior risco do estabelecimento de DA nos primeiros três anos de vida.
- Ocorre aumento da quantidade de células de Langerhans e de mastócitos na pele.
- Fatores neuroimunológicos, como os neuropeptídios, são importantes na relação entre estresse emocional e recidiva e agravamento da DA.
- Níveis elevados de IFN-γ podem estar relacionados com a gravidade e persistência da DA.
- O reconhecimento recente de endótipos e fenótipos específicos da DA revelou a possibilidade de novas terapias "alvo-específicas" com potencial de nova e promissora era para o tratamento personalizado dessa doença.
- A exemplo do que ocorre na asma e na rinite alérgica, a inflamação Tipo 2 caracteriza o principal endótipo da DA.
- O dupilumabe é um anticorpo monoclonal contra o receptor alfa da IL-4, que inibe a sinalização IL-4/IL-13; a administração desse medicamento biológico provoca a redução da inflamação Tipo 2.
- A inibição da sinalização da IL-4 ocorre por meio do receptor de tipo I (IL-4R/c) e a sinalização da IL-4 e da IL-13 acontece por meio do receptor de tipo II (IL-4R/IL-13R).
- Os diferentes endótipos e fenótipos da DA demonstram a atividade das lesões na vigência de processo de inflamação Tipo 2, com participação efetiva de células Th2 e das citocinas IL-4, IL-5 e IL-13.

O esquema da Figura 3.1 ilustra os diferentes endótipos e fenótipos da DA.

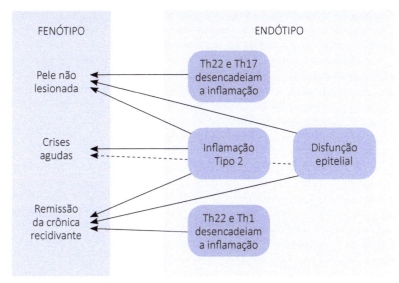

Figura 3.1 – *Endótipos e fenótipos da DA. Modificada de Muraro et al. European Academy of Allergy and Clinical Immunology and the American Academy of Allergy, Asthma & Immunology. Journal of Allergy and Clinical Immunology. 2016;137. 1347-58. 10.1016/j.jaci.2016.03.010.*

Diagnóstico

Histórico e exame físico

- Histórico familiar de atopia.
- Histórico pessoal de rinite e de asma.
- Histórico pessoal de alergia alimentar.
- A xerodermia é um achado característico.
- A DA caracteriza-se pela presença de eritema, placas, pápulas e descamação, coexistindo prurido.
- Pacientes que, na infância, apresentaram formas graves de DA, costumam permanecer com a doença na idade adulta.
- Presença de lesões crônicas liquenificadas em regiões de flexuras (sobretudo em adultos).
- Achado de eczema palpebral com lesões eritematosas e descamativas.
- Áreas de hipopigmentação ou de hiperpigmentação podem surgir na área da lesão cutânea após a resolução do quadro inflamatório.

- Presença de exsudação, crostas, fissuras e pústulas indica infecções secundárias.
- Presença de ceratose pilar (lesões características de micropápulas foliculares com hiperceratose na região extensora dos braços).
- Histórico de ptiríase alba.
- Podem coexistir lesões oculares, como catarata e ceratocone.
- Pacientes com DA apresentam maior incidência de dermatite de contato, provavelmente devido à disfunção da barreira epidérmica, favorecendo a irritação e a sensibilização por agentes exógenos.
- A localização das lesões é peculiar de acordo com a idade do paciente:
  - De 0 a 2 anos: regiões faciais (sem comprometimento do maciço facial), tronco, superfícies extensoras dos membros superiores e inferiores, pescoço e couro cabeludo.
  - De 2 a 12 anos: lesões típicas nas regiões de flexuras (dobras dos joelhos e dos cotovelos), no pescoço, nas nádegas e na região posterior das coxas
    - A maioria desses pacientes (cerca de 60%) apresenta melhora ou desaparecimento das lesões nesta fase.
  - Acima de 12 anos e adultos: lesões nas pálpebras, nas mãos, nos pulsos, nos tornozelos e nos pés.
- Diagnóstico diferencial: escabiose, psoríase, dermatite de contato, dermatite seborreica e imunodeficiências (Síndrome de Wiskot-Aldrich, síndrome de hiper-IgE, imunodeficiência combinada grave).

Critérios para diagnóstico clínico

Características essenciais (obrigatórias)

- Prurido e eczema (agudo, subagudo ou crônico).
- Lesões com morfologia típica e nos padrões específicos de idade.
- Histórico de cronicidade ou de recidivas.

Características importantes (observadas na maioria dos casos)

- Início em idade precoce, atopia, histórico pessoal e/ou familiar, sensibilização alérgica (elevação IgE total e específicas).
- Xerodermia.

Características associadas (não são específicas)

- Respostas vasculares atípicas.
- Presença de ceratose pilar e ptiríase alba.
- Manifestações periorbitais, periorais e periauriculares.
- Acentuação perifolicular e lesões de prurigo.

Exames complementares

- Testes cutâneos de leitura imediata (*prick test* para ácaros, fungos e alimentos).
- Em geral, os pacientes têm níveis elevados de IgE total.
- Dosagem de IgE específica no soro.
- O *atopy patch test* é uma ferramenta adicional, útil na clínica para detecção de alergia alimentar e detecção de reação Tipo IV a alérgenos inalantes (ácaros e fungos).
- A associação de testes cutâneos de leitura imediata e *atopy patch test* deve ser realizada, sempre que possível.

Conduta terapêutica

Farmacoterapia

- Evitar a exposição aos alérgenos específicos identificados pelos exames complementares.
- Manter a hidratação diária da pele com cremes hidratantes.
- Orientação dos pacientes: banhos rápidos, evitar banhos quentes, não utilizar buchas na pele, utilizar sabonetes de preferência líquidos e neutros.
- Corticoterapia tópica é indicada no tratamento de controle das lesões, reduzindo o processo inflamatório e o prurido; podem ser utilizados em lesões agudas e crônicas.
- Hidratantes não devem ser utilizados pouco antes ou logo após o emprego de corticoides para não alterar a absorção e os efeitos anti-inflamatórios.
- Lesões graves resistentes podem ser tratadas com corticoides de moderada/alta potência sob oclusão (apresentação com fitas adesivas são encontradas no mercado); o uso deve ser por períodos curtos a fim de evitar efeitos colaterais, como a hipotrofia da pele.
- A mometasona e a metilprednisolona são corticoides que apresentam efeitos colaterais tópicos reduzidos e, portanto, podem ser utilizados em lesões faciais por períodos curtos com maior segurança.
- O uso tópico de inibidores da calcineurina (*tacrolimus* ou *pimecrolimus*) é indicado para controle das lesões, evitando o uso exacerbado de corticoides tópicos. (I-A)
- O *tacrolimus* a 0,03% e a 0,1% e o *pimecrolimus* a 1% podem ser utilizados como tratamento intermitente de DA, apresentando eficácia e segurança quanto a efeitos colaterais na pele.
- A terapêutica pró-ativa utilizando corticoides tópicos ou inibidores da calcineurina no início do surgimento das lesões de DA apresenta excelentes resultados no controle dessa doença.

- O emprego de inibidores da calcineurina como terapêutica pró-ativa é aprovado na Europa a partir dos 12 meses de idade; tal conduta reduz o emprego de corticoides tópicos.
- Corticoides via oral podem ser utilizados em casos de DA moderada/grave, de preferência em dose única pela manhã (1 mg/kg/peso/dia; dose máxima de até 60 mg/dia) por períodos curtos (1 a 2 semanas) em casos mais graves. (I-A)
- Antibióticos são necessários quando os pacientes apresentam lesões com infecções secundárias, sobretudo as causadas por *S. aureus*; cefalosporinas de primeira e de segunda gerações costumam ser efetivas no tratamento realizado por 7 a 14 dias.
- O emprego da cefalexina é uma escolha de antibioticoterapia muito utilizada.
- As doses de cefalexina para adultos variam de 1 a 4 g diárias, em doses divididas; a dose usual para adultos é de 250 mg a cada 6 horas.
- Para tratar infecções cutâneas em pacientes acima de 15 anos de idade, dose única de 500 mg ou 1 g de cefalexina pode ser administrada a cada 12 horas.
- A dosagem recomendada para crianças é de 25 a 50 mg/kg/peso por dia, com administração dividida em 2 ou 4 vezes ao dia por 7 a 14 dias.
- Além disso, a mupirocina tópica pode ser utilizada para aplicação direta nas lesões de DA com suspeita de infecção secundária por *S. aureus*.
- A associação de antifúngicos por via oral, como terbinafina, cetoconazol, fluconazol e itraconazol, por exemplo, é terapêutica necessária em muitos casos dada a colonização fúngica, sobretudo por *Malassezia furfur*.
- Compressas molhadas podem reduzir o prurido e o processo inflamatório, além de aumentarem a absorção dos corticoides tópicos
- A técnica de compressas molhadas associada ao emprego de corticoterapia tópica e de hidratantes apresenta excelentes resultados; uma variação dessa técnica é o emprego de pijama úmido sobrepondo a este um pijama seco. Esse artifício terapêutico pode ser utilizado por períodos prolongados até a remissão das lesões e melhora da xerodermia.
- Drogas imunossupressoras sistêmicas (ciclosporina, azatioprina, micofenolato de mofetil) podem ser utilizadas em casos graves de difícil controle.
- No tratamento da DA grave, a ciclosporina A por via oral pode ser administrada na dose de 5 mg/kg/dia por 6 semanas; caso ocorra remissão ou permanência das lesões, outro curso de tratamento de 6 semanas pode ser utilizado.
- Crianças com menos de 2 anos de idade podem responder adequadamente com a dose de 2,5 mg/kg/dia.
- O emprego de ciclosporina A em pacientes adultos por períodos longos (48 meses ou mais) é efetivo no controle da DA com dose de 2,5 mg/kg/dia. Em alguns pacientes, o ajuste da dose pode ser realizado com o intuito de manter o controle clínico da doença.

- Pacientes sob emprego de ciclosporina devem ser monitorados por exames laboratoriais (hemograma, níveis séricos de ciclosporina e função renal).
- O micofenolato de mofetil, em doses de 30 a 50 mg/kg/dia em crianças e adolescentes, é eficaz no controle da DA, apresentando boa tolerabilidade e ausência de infecções e de alterações laboratoriais.
- A dose recomendada de azatioprina em doenças cutâneas é de 1 a 3 mg/kg/dia. Embora efetivo no tratamento da DA refratária, esse fármaco apresenta vários efeitos colaterais, como hepatotoxicidade, alterações gastrointestinais, aumento da susceptibilidade a infecções e neoplasias malignas.
- Resultados conflitantes são descritos sobre a eficácia dos probióticos no tratamento da DA. Devem ser realizados mais estudos para melhor investigação.

Imunoterapia com alérgenos

- Diversos estudos (ensaios clínicos e meta-análises) demonstraram que indivíduos com DA com sensibilização comprovada a ácaros da poeira domiciliar apresentam melhora e controle do quadro clínico de DA quando submetidos a imunoterapia com alérgenos (ITA). (I-A)
- Pacientes com DA com endótipo característico de inflamação Tipo 2 podem se beneficiar com o emprego da ITA.
- A presença de histórico clínico de rinite e de asma alérgicas em pacientes com DA fortalece a indicação do emprego da ITA.

Biológicos

- A medicina de precisão está revolucionando o tratamento de várias doenças, inclusive a DA na forma moderada/grave.
- A terapia específica para cada indivíduo, que caracteriza a medicina de precisão, tem como objetivo modular os biomarcadores associados a vias inflamatórias na fisiopatologia dos diferentes fenótipos da DA.
- O dupilumabe é um anticorpo monoclonal que inibe a sinalização IL-4/IL-13:
    - Foi recentemente aprovado pela FDA (*Food and Drug Administration*) e Anvisa (Agência Nacional de Vigilância Sanitária), sendo o primeiro alvo para terapia biológica em portadores de DA moderada/grave.
    - Estudos recentes vêm demonstrando a eficácia desse anticorpo monoclonal, classicamente utilizado no tratamento da DA grave e, mais recentemente, da asma grave.
    - Seu uso leva à redução da inflamação Tipo 2.
    - Aprovado para emprego em pacientes a partir de 12 anos com DA moderada/grave e/ou asma grave dependentes de corticosteroides.

- Mecanismo de ação:
  - Inibe a sinalização da IL-4 através do receptor de tipo I (IL-4R/c) e a sinalização da IL-4 e da IL-13 através do receptor de tipo II (IL-4R/IL-13R).
- Dose recomendada de dupilumabe (Dupixent®)para pacientes adultos:
  - Dose inicial de 600 mg (duas injeções de 300 mg), seguida por 300 mg administrados em semanas alternadas sob a forma de injeção subcutânea.
  - Cada seringa pré-cheia de utilização única contém 300 mg de dupilumabe em 2 mL de solução (150 mg/mL).

Dermatite de contato

Considerações gerais

- A dermatite de contato (DC) é o resultado da interação de agentes exógenos com a pele.
- Pode ser causada por mecanismos imunológicos e não imunológicos.
- É classificada em:
  - Dermatite de contato alérgica (DCA).
  - Dermatite de contato irritativa (DCI).
  - Urticária de contato (UC).
- A exposição ocupacional a agentes químicos é muito associada à etiologia da DC.
- O níquel é a principal substância associada à DC.
- O histórico ocupacional é fundamental para o diagnóstico.

Imunopatologia

Dermatite de contato alérgica

- A alergenicidade das moléculas é determinada pela capacidade de ultrapassar o extrato córneo da pele.
- As moléculas lipofílicas apresentam maior alergenicidade.
- São observadas sensibilização alergênica e memória imunológica nesta DC.
- O período de sensibilização é variável (dias, meses ou anos).
- O perfil de sensibilização de crianças é semelhante ao de adultos.
- O mecanismo imunológico mais importante é a reação de hipersensibilidade tardia (Tipo IV).
- Reações de hipersensibilidade imediata (Tipo I) podem coexistir com a reação de hipersensibilidade tardia (Tipo IV).
- Nas áreas de atividade da doença, a subpopulação de linfócitos predominante é a de linfócitos T CD4+.
- Eosinófilos no infiltrado inflamatório cutâneo são pouco observados.

- Na presença de moléculas alergênicas, as citocinas fator de necrose tumoral alfa (TNF-α), interleucina 1 beta (IL-1 β) e fator estimulador de colônias de granulócitos monócitos (GM-CSF) ativam as células de Langerhans desencadeando e mantendo o processo inflamatório.

Dermatite de contato irritativa

- O período de sensibilização não é observado.
- Pode ocorrer com apenas uma única exposição a agente fortemente irritativo.
- Agentes levemente ou moderadamente irritantes causam dermatite de contato irritativa (DCI) após contatos repetitivos.
- Várias citocinas pró-inflamatórias, como a TNF-α, participam de modo efetivo do processo inflamatório na DCI.

Urticária de contato

- A urticária de contato (UC) é caracterizada pela liberação imediata de histamina após contato com determinadas moléculas.
- O mecanismo imunológico mais importante é a reação de hipersensibilidade imediata (Tipo I).
- Em geral, o prurido é intenso, cessando com a retirada do estímulo alergênico.
- Contatos repetitivos podem levar ao desenvolvimento de DC, como observado, por exemplo, em muitos pacientes com urticária de contato ao látex.

Diagnóstico

- A DC é caracterizada por prurido, eritema, vesículas e descamação da pele.
- Os sinais e sintomas da DCA e da DCI são semelhantes.
- O diagnóstico da DC é embasado no histórico clínico, exame físico e resultado do teste de contato de leitura tardia epicutâneo (*patch test*).
- O *patch test*, um teste epicutâneo considerado padrão-ouro para diagnóstico de DC.
- São utilizadas baterias de produtos químicos padronizadas, aplicadas na região dorsal, utilizando-se dispositivos adesivos com câmaras de alumínio ou de plástico.
- Conhecer, por meio da anamnese, o local de trabalho e o possível uso de equipamentos de proteção individual (EPI) pelo paciente é crucial para o estabelecimento das suspeitas do diagnóstico etiológico.
- A relação de nexo causal é necessária para que seja estabelecido o diagnóstico de DC ocupacional.
- Levantamento do histórico ocupacional com informações sobre rotina no trabalho possibilita levantar hipóteses de diagnóstico etiológico e nexo causal.

- A localização das lesões é primordial para a investigação diagnóstica guiada por informações de hábitos, local e tipo de trabalho e *hobbies*.

Histórico e exame físico

- Indivíduos atópicos parecem ter mais chances de desenvolvimento de DCA, DCI e UC.
- Os pacientes com DA apresentam maior incidência de DC, provavelmente devido à disfunção da barreira epidérmica, que favorece a irritação e a sensibilização por agentes exógenos.
- A CD é caracterizada pela presença de hiperqueratose, eritema, pápulas, vesículas e descamação, coexistindo prurido; em lesões ulceradas e/ou fissuradas, há dor.
- Em lesões crônicas é observada liquenificação.
- As lesões de DC alérgica podem surgir em locais anatômicos diferentes do local de exposição à substância alergênica.
- DC sistêmica pode ocorrer quando o alérgeno é apresentado na pele, mas também por outras vias, como a inalatória, oral ou intravenosa.
- A fotossensibilização pode ser observada tanto na DCA quanto na DCI.
- O levantamento do histórico ocupacional e dos hábitos de vida do paciente é importante para o reconhecimento do alérgeno e estabelecimento de nexo causal.
- Dependendo da profissão do paciente, pode-se levantar hipóteses de agentes etiológicos classicamente reconhecidos como alergênicos, como trabalhadores da construção civil e cimento, e profissionais da área de saúde e látex, por exemplo.

Exames complementares

- O *patch test* é uma importante ferramenta diagnóstica na DCA, sendo considerado o exame padrão-ouro. (I-A)
- Devem ser utilizadas no *patch test* baterias com substâncias padronizadas.
- Deve-se levar em consideração o histórico clínico para utilização de baterias adicionais, quando necessário, como, por exemplo, cosméticos e bateria capilar.
- Corticoides por via oral e corticoides tópicos devem ser descontinuados antes da aplicação do *patch test*, respectivamente, por 4 semanas e 7 dias.
- Os anti-histamínicos não interferem no resultado do *patch test.*
- O *patch test* positivo para uma determinada substância apenas define que o indivíduo é sensibilizado; portanto, para a definição diagnóstica, tem de haver correlação com o histórico clínico e ocupacional. (I-A)
- No *patch test,* são realizadas duas leituras:
  - A primeira em 48 horas após a aplicação.
  - A segunda em 72 ou 96 horas após a aplicação.

- Entre a primeira e a segunda leitura, é permitido molhar o dorso, sem utilização de sabonetes no local.
- A DCA apresenta *patch test* positivo na primeira leitura, podendo acentuar os achados clínicos nas leituras posteriores ("reação crescente").
- DCI deve ser investigada se ocorrer diminuição ou desaparecimento dos achados do exame entre a primeira leitura e as posteriores, de 72 e/ou 96 horas ("reação decrescente").
- Os critérios adotados para leitura do *patch test* são os preconizados pelo ICDRG (*International Contact Dermatitis Research Group*, Grupo Internacional de Pesquisa em Dermatite de Contato), como se segue:
  - (–) negativo.
  - (+) discreto eritema com algumas pápulas.
  - (++) eritema, pápulas e vesículas.
  - (+++) intenso eritema, pápulas e vesículas confluentes.
- A etiologia da DC fotoalérgica é investigada utilizando-se o foto-*patch test.* (I-A)
- No foto-*patch test*, o local do teste deve ser exposto à radiação UV por 15 minutos após a primeira leitura.
- Lâmpada de radiação UV tipo Kromayer pode ser utilizada nesse procedimento, com aplicação no consultório.

Conduta terapêutica
- O sucesso da terapêutica depende da identificação do agente alergênico e/ou irritativo. (I-A)
- Evitar contato com a substância alergênica e/ou irritativa associada ao desenvolvimento das lesões é sempre a medida terapêutica mais efetiva. (I-A)
- O uso de corticoterapia tópica por longo período deve ser sempre evitado. (I-A)
- O uso tópico de *tacrolimus* ou de *pimecrolimus* é útil no tratamento da DC, sobretudo nas lesões faciais, por não apresentarem os efeitos colaterais observados na corticoterapia tópica. (I-A)
- Em casos mais graves, corticoides por via oral podem ser utilizados em doses adequadas, uma vez ao dia pela manhã (1 mg/kg/peso/dia, até 60 mg por dia), por períodos curtos (de uma a duas semanas). (I-A)

Urticária e angioedema
Considerações gerais
- A urticária é uma condição clínica, caracterizada pelo desenvolvimento de urticas, angioedema ou ambos.

- As urticas se caracterizam por:
  - Lesões cutâneas com edema central de tamanho variável circundadas por eritema reflexo característico.
  - Presença de lesões de natureza fugaz, com prurido e/ou ardência, com a pele retornando ao estado normal de 30 minutos a 24 horas após surgimento.
- O angioedema se caracteriza por:
  - Edema súbito e acentuado, eritematoso ou da mesma cor da pele circundante, localizado na derme profunda e no tecido subcutâneo ou nas mucosas da cavidade bucal, dos lábios, da língua e da orofaringe.
  - A dor pode estar presente, associada ou não a prurido.
  - Resolução mais lenta do que as urticas (pode levar até 72 horas).
- A urticária apresenta a seguinte classificação:
  - Aguda:
    - Até 6 semanas de duração.
    - Manifestações por período igual ou inferior a 6 semanas.
    - Na maioria das vezes, o fator etiológico pode ser identificado seguindo dados do histórico, obtidos na anamnese e por meio de exames complementares.
    - Presença de episódios esporádicos agudos que podem surgir em várias ocasiões é um relato comum no histórico clínico.
    - O mecanismo pode ser IgE mediado ou não IgE mediado.
  - Crônica:
    - Acima de 6 semanas de duração.
    - Lesões frequentes (quase diárias), recidivantes por período superior a 6 semanas consecutivas.
      - Subclassificada em urticária crônica espontânea (UCE) e urticária crônica induzida (UCI).
      - Urticária crônica espontânea (UCE):
        - Caracterizada por surgimento espontâneo das urticas, angioedema ou ambos, por período superior a 6 semanas, de causas conhecidas ou desconhecidas (autoimunidade, por exemplo).
      - Urticária crônica induzida (UCI):
        - Dermografismo.
        - Urticária ao calor.
        - Angioedema vibratório.
        - Urticária colinérgica.
        - Urticária ao frio.
        - Urticária de pressão tardia.
        - Urticária aquagênica.
        - Urticária solar.
        - Urticária de contato.

Imunopatologia

- Degranulação de mastócitos, desencadeando prurido e edema, caracteriza as urticárias mediadas por IgE.
- Liberação de vários mediadores, como histamina, proteases, TNF-α, leucotrienos e prostaglandinas são vias imunológicas presentes em vários tipos de urticária.
- Agentes etiológicos nas urticárias agudas – alimentos, drogas (AINEs, antibióticos, relaxantes musculares, diuréticos, contrastes, laxantes) infecções virais, aditivos alimentares e corantes.
- Nas urticárias agudas de etiologia alimentar, os sintomas podem ocorrer logo após ou até 2 horas após a ingestão do alimento.
- Podem ocorrer manifestações respiratórias, gastrointestinais e anafilaxia.
- Os alimentos mais relacionados nas urticárias agudas de etiologia alimentar são: leite, ovo, amendoim, nozes, soja, trigo, peixe e crustáceos.
- Associação a doenças autoimunes é observada nas UCE.
- Autoanticorpos antirreceptores de alta afinidade para IgE ou IgG anti-IgE podem estar associados à UCE.
- Associação a doença autoimune da tireoide é um achado relativamente frequente na UCE.
- Urticárias físicas induzidas: urticária ao frio, urticária colinérgica, urticária de pressão tardia, urticária ao calor, urticária aquagênica.
- Os pacientes com urticárias físicas induzidas apresentam reação após aplicação de estímulo físico sobre a pele por causa de diminuição do limiar de desgranulação dos mastócitos.
- Na urticária e no angioedema de pressão tardia (UPT) ocorrem edema profundo, doloroso e eritematoso. Surgem 30 minutos a 9 horas após o estímulo, com duração de 12 a 72 horas.

Diagnóstico

Histórico e exame físico

- Levantamento do histórico familiar e pessoal referente à urticária e ao angioedema.
- Nas urticárias agudas, deve-se investigar o nexo causal e o consequente diagnóstico etiológico.
- Investigação do uso de medicamentos, sobretudo AINEs e antibióticos, em situações de urticária aguda.
- Nas urticárias agudas, realizar levantamento da dieta, à procura do diagnóstico etiológico.
- Testes alérgicos (*prick test*, IgE sérica específica) contribuem para a avaliação diagnóstica de urticárias agudas e também para a orientação e educação dos pacientes.

- No Brasil, frutos do mar e sementes, como amendoim, castanha-do-pará e amêndoas, dentre outras, devem ser sempre investigados como possíveis alérgenos alimentares nas urticárias agudas.
- Os AINEs, como dipirona, AAS, ibubrofeno, diclofenacos e nimesulida, dentre outros, são os principais medicamentos associados à urticária e ao angioedema, no Brasil.
- Embora o paracetamol seja considerado AINEs de baixa potência e, na maioria dos casos, não induz reações, o ideal é realizar teste de provocação oral para a liberação segura desse medicamento.
- Existem evidências de que doses altas de paracetamol (acima de 1.000 mg/dia) podem aumentar a chance de reações.
- Avaliar se existe histórico de anafilaxia é fundamental para o manejo clínico e para a orientação educacional dos pacientes.
- O prurido é um achado característico em todos os tipos de urticária.
- Verificar histórico de angioedema em face, lábios, mãos, genitália, dentre outras áreas anatômicas e, em caso afirmativo, o diagnóstico diferencial com angioedema hereditário (AEH) deve ser avaliado.
- Sempre que houver angioedema sem urticária, demora na remissão do angioedema e resposta insatisfatória a corticoides e anti-histamínicos, devem ser solicitados exames complementares específicos para investigação de AEH.
- Sempre avaliar a possível indução por agentes físicos ou exercício.
- A associação entre UCE e urticárias induzidas, como o dermografismo, por exemplo, é rara.
- Nas urticárias induzidas, os sintomas costumam surgir em minutos após a aplicação do estímulo físico e desaparecem em torno de uma hora.
- Na UPT, as áreas anatômicas mais comprometidas são palma das mãos, planta dos pés, ombros e braços.
- Urticária ao frio, induzida por água ou objeto gelado, é caracterizada por eritema, pápulas e prurido na pele exposta ao frio; a reação pode ser imediata ou tardia.
- A urticária solar é mais comum no sexo feminino e está presente em todas as faixas etárias; as lesões surgem de 1 a 3 minutos após exposição solar e as lesões se restringem às áreas expostas ao sol.
- A urticária colinérgica (calor) acomete, em geral, adolescentes e adultos jovens, é causada pelo aumento de temperatura corporal central; os indutores mais comuns são exercício físico, banho quente, estresse, calor (clima quente), alimentos picantes e bebidas alcoólicas, dentre outros.
- A urticária aquagênica, associada à exposição à água independentemente da temperatura, é muito rara; há presença de micropápulas pruriginosas sobre a base eritematosa nos folículos pilosos, sendo as regiões anatômicas mais comprometidas o tronco, o pescoço e os membros superiores.

Exames complementares

- O teste cutâneo alérgico de leitura imediata (*prick test*) e a determinação da IgE específica no soro (ImmunoCAP®) são importantes para a definição do diagnóstico etiológico em urticárias agudas de possível origem alimentar.
- O *prick-to-prick* é uma ferramenta diagnóstica utilizada com bons resultados para avaliar a etiologia alimentar utilizando alimentos *in natura*.
- O teste de provocação é indicado para o diagnóstico das urticárias induzidas quando não existe histórico de anafilaxia.
- O *frick test* é utilizado para o diagnóstico de dermografismo, e o dermografômetro é o aparelho utilizado com essa finalidade.
- O diagnóstico de urticária ao frio pode ser confirmado pelo teste do cubo de gelo, verificando, ou não, a formação de pápula, prurido e eritema após a aplicação.
- O dispositivo TEMPTEST®, não disponível no Brasil, pode ser utilizado para diagnóstico de urticária ao frio e ao calor.

Conduta terapêutica nas urticárias agudas (urticária associada ou não a angioedema)

- Evitar exposição e ingestão dos agentes etiológicos suspeitos em caso de urticárias agudas. (I-A)
- Terapêuticas anteriores e resposta clínica, incluindo a dosagem dos medicamentos e duração de uso, devem ser levadas em consideração para o estabelecimento das escolhas terapêuticas.
- Em todos os tipos de urticária, anti-histamínicos e corticoides podem ser utilizados para tratamento das reações. (I-A)
- Educação de pacientes e familiares devem incluir orientação e explicação de modo claro, sobre quais são os sintomas e os sinais sugestivos de reação anafilática, com indicação da necessidade de atendimento de emergência e de aplicação de adrenalina.
- Prescrever, obrigatoriamente, plano de ação para todos os pacientes, indicando:
  - Medicações:
    - Corticoterapia oral (1 mg/kg/peso/dia, com dose máxima de 60 mg/dia e/ou anti-histamínico oral.
    - Condutas a serem utilizadas em caso de crise, como, por exemplo, buscar atendimento médico.
  - Prescrição de adrenalina (epinefrina) 1/1.000 via IM (0,01 mg/kg, até o máximo de 0,3 mg em crianças pré-púberes e até 0,5 mg em adolescentes e adultos), no músculo vasto lateral da coxa em caso de evolução para reação anafilática (I-A); essa dose pode ser repetida, se necessário, após 5 minutos da primeira aplicação, caso não haja remissão dos sinais e sintomas.

- Orientação prática para a equipe de saúde para emprego de adrenalina 1/1.000 (apresentação em ampolas), dose preconizada de 0,01 mL/kg, com dose máxima (volume) de 0,3 mL em crianças e de 0,5 mL em adultos.
- Pacientes com histórico de anafilaxia devem ser orientados para a aplicação de adrenalina autoinjetável. (II-2A)

Avaliação diagnóstica de urticária crônica espontânea

- O histórico clínico é soberano para a definição do diagnóstico.
- Exames complementares de rotina para avaliação de marcadores de atividade inflamatória por meio de hemograma, VHS e proteína C-reativa (PCR):
  - Em casos específicos, dependendo do histórico patológico do paciente, pode-se realizar investigações complementares, como doenças infecciosas (p. ex., *Helicobacter pylori*).
- De acordo com o histórico patológico pessoal e familiar, avaliar presença de doenças autoimunes, solicitando FAN e outros exames complementares.
- Realizar teste do soro autólogo para pesquisa de autoanticorpos funcionais.
- Avaliação da triptase sérica (histórico de anafilaxia, avaliação de síndrome de ativação mastocitária).
- Indicar dietas de restrição e realizar testes alérgicos específicos com base no histórico clínico.
- Realizar biópsia cutânea para diagnóstico diferencial com outras dermatoses, como líquen, urticária, vasculite, dentre outras.
- O teste do soro autólogo pode contribuir para diagnóstico de UCE de natureza autoimune, embora não seja considerado um exame de rotina obrigatório:
  - Teste do soro autólogo:
    - Injetar, via intradérmica, soro do próprio paciente.
    - Injetar 0,05 mL com seringa de insulina na superfície volar do braço direito e o mesmo volume de soro fisiológico estéril é aplicado a 5 cm de distância.
    - No braço esquerdo, 0,01 mL de histamina na concentração de 0,1% mg, como controle positivo.
  - Para leitura do teste do soro autólogo, 30 minutos após sua realização, os diâmetros horizontais e verticais das pápulas devem ser medidos.
    - Teste positivo: pápula do soro autólogo tem de ser, no mínimo, 1,5 mm maior que o controle negativo.

Manejo clínico-terapêutico nas urticárias crônicas espontânea e induzida (UCE e UCI)

- O objetivo do tratamento de pacientes com UC é tratar a doença até que ela desapareça; assim, os princípios da terapêutica são:

- Educação dos pacientes, estabelecendo compreensão do diagnóstico e das características clínicas da doença, facilitando a cooperação do paciente e sua adesão ao tratamento.
- Identificar e evitar as causas e gatilhos associados às crises.
- Indução de tolerância, quando possível (p. ex., urticária ao frio e dessensibilização ao AAS, dentre outros).
- Emprego de tratamento farmacológico para prevenir a degranulação de mastócitos e/ou os efeitos de seus mediadores (histamina, triptase, dentre outros).

- O tratamento deve seguir os princípios básicos de aumento das doses dos medicamentos até o limite máximo permitido e até o mínimo possível necessário para o controle (p. ex., quadruplicar doses de anti-histamínicos de segunda geração). (I-A)
- O mesmo algoritmo de tratamento é utilizado em mulheres grávidas e em lactantes.
- Deve-se avaliar o risco-benefício, preservando a saúde da mãe e do feto/criança.
- Fármacos contraindicados na gravidez não devem ser utilizados em mulheres grávidas e em lactantes.
- Montelucaste, como tratamento adicional aos anti-histamínicos, em pacientes com UC, não apresenta efeitos satisfatórios, não sendo recomendado seu uso. (I-A)
- Avançar ou reduzir etapas do algoritmo de tratamento de acordo com o monitoramento do curso da doença.
- Monitorar a eficácia clínica do tratamento utilizando questionários validados por estudos clínicos (UAS e UCT), que avaliam atividade e controle da UCE.
- Para crianças com UCE, é preconizada a utilização do mesmo algoritmo de tratamento empregado em adultos.

Biológicos

- O anticorpo anti-IgE omalizumabe (OMA) tem demonstrado ser muito eficaz e seguro no tratamento da UCE. (I-A)
- A prescrição do OMA é preconizada adicionalmente em pacientes que não respondem a altas doses de H1-anti-histamínicos (tratamento de terceira linha). (I-A)
- O OMA previne o desenvolvimento de angioedema em pacientes com UCE. (I-A)
- A prescrição de OMA deve preceder o emprego da ciclosporina A, uma droga imunossupressora e, portanto, que apresenta efeitos adversos importantes.
- De acordo com a literatura, o OMA também é eficaz no tratamento das UCIs. (II-1A)
- OMA é indicado no tratamento da UCE refratária em pacientes a partir de 12 anos e em pacientes com asma alérgica persistente moderada/grave com sintomas não controlados por corticoides inalatórios a partir de 6 anos.

- A dose inicial recomendada de OMA é de 300 mg/mês. (I-A)
- A administração de OMA deve ser contínua até o controle da doença ser alcançado. (I-A)
- Em pacientes utilizando OMA com o controle estável da UCE, evidenciado por avaliações periódicas e por período prolongado (mínimo 6 meses), pode-se aumentar o intervalo entre as aplicações. (I-A)
- O tratamento com OMA deve ser mantido até o completo controle dos sinais e sintomas.
- Caso ocorram recidivas, o paciente pode ser retratado com OMA. (I-A).
- São raras reações sistêmicas graves, inclusive anafilaxia.
- Não houve associação entre emprego do OMA e aumento do risco de doenças cardiovasculares e neoplásicas. (I-A)

A Figura 3.2 apresenta um algoritmo de tratamento recomendado para urticárias crônicas, de acordo com o último consenso internacional.

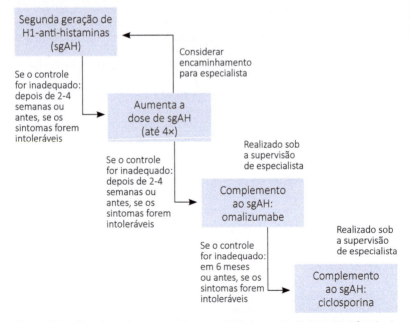

Figura 3.2 – *Algoritmo de tratamento recomendado para urticária. Modificada de Zuberbier et al. Allergy. 2018 Jul;73(7):1393-14. doi: 10.1111/all.13397.*

Literatura recomendada

- Akdis CA, Akdis M, Bieber T, Bindslev-Jensen C, Boguniewicz M, Eigenmann P, Hamid Q, et al. Diagnosis and treatment of atopic dermatitis in children and adults: European Academy of Allergology and Clinical Immunology/American Academy of Allergy, Asthma and Immunology/ PRACTALL Consensus Report. Allergy. 2006 Aug;61(8):969-87.
- Barbarot S, Bernier C, Deleuran M, De Raeve L, Eichenfield L, El Hachem M, Gelmetti C, et al. Therapeutic patient education in children with atopic dermatitis: position paper on objectives and recommendations. Pediatr Dermatol. 2013 Mar-Apr;30(2):199-206.
- Bieber T, Cork M, Ellis C, Girolomoni G, Groves R, Langley R, Luger T, et al. Consensus statement on the safety profile of topical calcineurin inhibitor. Dermatology. 2005;211(2):77-8.
- Cabanillas B, Brehler A, Novak N. Atopic dermatitis phenotypes and the need for personalized medicine. Curr Opin Allergy Clin Immunol. 2017;17(4):309-15.
- Carneiro-Sampaio M, Jacob CM, Leone CR. A proposal of warning signs for primary immunodeficiencies in the first year of life. Pediatr Allergy Immunol. 2011 May;22(3):345-6.
- Eichenfield LF, Ahluwalia J, Waldman A, Borok J, Udkoff J, Boguniewicz M. Current guidelines for the evaluation and management of atopic dermatitis: A comparison of the Joint Task Force Practice Parameter and American Academy of Dermatology guidelines. J Allergy Clin Immunol. 2017;139(4S):S49-S57.
- Fieten KB, Zijlstra WT, van Os-Medendorp H, Meijer Y, Venema MU, Rijssenbeek-Nouwens L, l'Hoir MP, et al.Comparing high altitude treatment with current best care in Dutch children with moderate to severe atopic dermatitis (and asthma): study protocol for a pragmatic randomized controlled trial (DAVOS trial).Trials. 2014 Mar 26;15:94. doi: 10.1186/1745-6215-15-94.
- International Union of Immunological Societies Expert Committee on Primary Immunodeficiencies1, Notarangelo LD, Fischer A, Geha RS, Casanova JL, Chapel H, Conley ME et al. Primary immunodeficiencies: 2009 update. J Allergy ClinImmunol. 2009 Dec;124(6):1161-78.
- Iyengar SR, Hoyte EG, Loza A, Bonaccorso S, Chiang D, Umetsu DT, Nadeau KC. Immunologic effects of omalizumab in children with severe refractory atopic dermatitis: a randomized, placebo-controlled clinical trial.Int Arch Allergy Immunol. 2013;162(1):89-93.
- Magerl M, Borzova E, Giménez-Arnau A, Grattan CE, Lawlor F, Mathelier-Fusade P, Metz M et al. The definition and diagnostic testing of physical and cholinergic urticarias – EAACI/GA2LEN/EDF/ UNEV consensus panel recommendations. Allergy. 2009 Dec;64(12):1715-21.
- Maurer M, Weller K, Bindslev-Jensen C, Giménez-Arnau A, Bousquet PJ, Bousquet J, Canonica GW et al. Unmet clinical needs in chronic spontaneous urticaria. A GA²LEN task force report. Allergy. 2011 Mar;66(3):317-30.
- Menné T, Johansen JD, Sommerlund M, Veien NK; Danish Contact Dermatitis Group. Hand eczema guidelines based on the Danish guidelines for the diagnosis and treatment of hand eczema. Contact Dermatitis. 2011 Jul;65(1):3-12.
- Nicholson PJ, Llewellyn D, English JS; Guidelines Development Group. Evidence-based guidelines for the prevention, identification and management of occupational contact dermatitis and urticaria. Contact Dermatitis. 2010 Oct;63(4):177-86.
- Onumah N, Kircik L. Pimecrolimus cream and Tacrolimus ointment in the treatment of atopic dermatitis: a pilot study on patient preference.J Drugs Dermatol. 2013 Oct;12(10):1145-8.
- Powell RJ, Du Toit GL, Siddique N, Leech SC, Dixon TA, Clark AT, Mirakian R et al. British Society for Allergy and Clinical Immunology (BSACI). ClinExp Allergy. 2007 May;37(5):631-50.

- Ring J, Alomar A, Bieber T, Deleuran M, Fink-Wagner A, Gelmetti C, Gieler U et al. Guidelines for treatment of atopic eczema (atopic dermatitis) part I. J EurAcadDermatolVenereol. 2012 Aug;26(8):1045-60.
- Rosmaninho I, Moreira A, da Silva JPM. Dermatite de contacto: revisão da literatura. Rev Port Imunoalergologia. 2016; 24(4):197-209
- Rubel D, Thirumoorthy T, Soebaryo RW, Weng SC, Gabriel TM, Villafuerte LL, Chu CY et al. Consensus guidelines for the management of atopic dermatitis: an Asia-Pacific perspective. J Dermatol. 2013 Mar;40(3):160-71.
- Ruëff F, Bergmann KC, Brockow K, Fuchs T, Grübl A, Jung K, Klimek L et al. Skin tests for diagnostics of allergic immediate-type reactions. Guideline of the German Society for Allergology and Clinical Immunology.Pneumologie. 2011 Aug;65(8):484-95.
- Saeki H, Furue M, Furukawa F, Hide M, Ohtsuki M, Katayama I, Sasaki R et al. Guidelines for management of atopic dermatitis. J Dermatol. 2009 Oct;36(10):563-77.
- Sánchez-Ramón S, Eguíluz-Gracia I, Rodríguez-Mazariego ME, Paravisini A, Zubeldia-Ortuño JM, Gil-Herrera J, Fernández-Cruz E et al. Sequential combined therapy with omalizumab and rituximab: a new approach to severe atopic dermatitis.J InvestigAllergolClinImmunol. 2013;23(3):190-6.
- Smedley J; OHCEU Dermatitis Group; BOHRF Dermatitis Group. Concise guidance: diagnosis, management and prevention of occupational contact dermatitis. Clin Med. 2010 Oct;10(5):487-90.
- Werfel T, Ballmer-Weber B, Eigenmann PA, Niggemann B, Rancé F, Turjanmaa K, Worm M. Eczematous reactions to food in atopic eczema: position paper of the EAACI and GA2LEN.Allergy. 2007 Jul;62(7):723-8.
- Werfel T, Erdmann S, Fuchs T, Henzgen M, Kleine-Tebbe J, Lepp U, Niggemann B et al. Approach to suspected food allergy in atopic dermatitis. Guideline of the Task Force on Food Allergy of the German Society of Allergology and Clinical Immunology (DGAKI) and the Medical Association of German Allergologists (ADA) and the German Society of Pediatric Allergology (GPA).J DtschDermatolGes. 2009 Mar;7(3):265-71.
- Zuberbier T, Asero R, Bindslev-Jensen C, Walter Canonica G, Church MK, Giménez-Arnau AM, Grattan CE et al. EAACI/GA(2)LEN/EDF/WAO guideline: management of urticaria. Allergy. 2009 Oct;64(10):1427-43.
- Zuberbier T, Aberer W, Asero R, Abdul Latiff AH, Baker D, Ballmer-Weber B, et al. The EAACI/GA2LEN/EDF/WAO guideline for the definition, classification, diagnosis and management of urticária. Allergy. 2018;73:1393–1414.

4 Alergia no Sistema Gastrointestinal

Alergia alimentar

Considerações gerais

- Há diversos dados da literatura sugerindo que as alergias alimentares são comuns, e cerca de 10% da população tem histórico clínico compatível, e nas últimas duas a três décadas a prevalência tem aumentado.
- A alergia alimentar pode ser mediada por IgE ou não mediada por IgE.
- Deve-se saber distinguir alergia alimentar de intolerância alimentar.
- As manifestações de alergia alimentar estão, em geral, limitadas à pele, ao intestino e, ocasionalmente, ao sistema respiratório.
- O desenvolvimento de alergia alimentar é influenciado por fatores genéticos, individuais, interagindo com fatores ambientais (epigenética).
- Com o intuito de diminuir a prevalência, os possíveis fatores de risco para o desenvolvimento dessa alergia devem ser conhecidos, orientando medidas preventivas.
- A relação entre sintomas respiratórios e alergia alimentar tem sido sobrevalorizada.
- As reações anafiláticas podem ocorrer e necessitam de orientação particular, incluindo prescrição de plano de ação com emprego de adrenalina.
- A prescrição e a orientação do uso de adrenalina autoinjetável em pacientes com histórico de anafilaxia são recomendadas, pois, mesmo evitando a ingestão do alérgeno, contaminações e ingestões acidentais podem ocorrer.

Imunopatologia

- As reações de hipersensibilidade Tipo I e Tipo IV estão envolvidas na patogenia da alergia alimentar.
- Acredita-se que, nos pacientes com essa alergia, a indução de células Treg tenha sido comprometida, ocorrendo, concomitantemente, geração de células Th2 específicas para antígenos alimentares.

- Quase todos os alérgenos alimentares podem desencadear reações mediadas por IgE.
- São fatores de risco para alergia alimentar sugeridos na literatura:
  - Histórico familiar e pessoal de atopia.
  - Hábitos alimentares da vida moderna, sobretudo nos países ocidentais.
  - Higiene excessiva; segundo a teoria da higiene, esse aspecto diminui a capacidade de regulação do sistema imunológico via linfócitos Treg.
  - Influência do microbioma.
  - Aumento do uso de antiácidos, reduzindo a digestão de alérgenos.
  - Obesidade (sendo um estado inflamatório com aumento da produção de leptina, um mediador inflamatório).
  - Atraso da exposição oral a determinados alimentos.
  - Ingestão de alérgenos com exposição ambiental na ausência de exposição oral.
  - Insuficiência de vitamina D.
  - Consumo reduzido de ômega-3-poli-insaturado.
  - Redução do consumo de moléculas antioxidantes.
- Traços de alimentos, como leite e ovo, dentre outros, associados a produtos ou alimentos preparados em casa, podem causar reações.
- Na intolerância alimentar, não há mecanismo imunológico envolvido; por exemplo, a intolerância a lactose ocorre devido à deficiência de produção de lactase.

Diagnóstico

- O diagnóstico deve ser feito pela associação do histórico clínico a exames complementares.

Histórico e exame físico

- Em geral, coexistem outras doenças atópicas, como dermatite atópica, asma e rinite.
- Algumas alergias alimentares têm alta taxa de resolução na infância e adolescência:
  - Alergia a proteínas do leite de vaca (APLV): resolução > 50% entre 5 e 10 anos de idade.
  - Ovo: resolução em torno de 50% entre 2 e 9 anos de idade.
  - Trigo: resolução em torno de 50% até os 7 anos de idade.
  - Soja: resolução em torno de 45% até os 6 anos de idade.
- Leite, ovo, frutos do mar, peixe, camarão, amendoim, castanha, soja e sementes (como gergelim, por exemplo), em geral são alimentos associados ao histórico clínico do paciente.

- Manifestações cutâneas são os achados mais prevalentes nas alergias alimentares:
  - Urticária e angioedema:
    - Manifestações agudas, com presença de placas e/ou pápulas pruriginosas, associadas ou não a angioedema.
    - Urticária crônica de etiologia alimentar é evento raro.
  - Dermatite atópica:
    - Manifestação de etiologia alimentar costuma ocorrer em crianças antes dos 5 anos de idade.
  - Dermatite de contato:
    - Manifestação observada em adultos, podendo ter características ocupacionais (p. ex., *sushiman*).
  - Dermatite herpertiforme:
    - Presença de vesículas pruriginosas difusas, sobretudo em nádegas e superfícies extensoras, associada à sensibilidade ao glúten.
  - Reações de hipersensibilidade tardia (Tipo IV) específica ao carboidrato galactose-alfa-1,3 galactose (alfa-gal):
    - Reações alérgicas a carnes de mamíferos são atribuídas à produção de IgE específica para o alfa-gal por causa da sensibilização prévia provocada por picadas de carrapatos.
- Manifestações gastrointestinais:
  - Hipersensibilidade gastrointestinal mediada por IgE.
    - Pode acometer em qualquer idade, com sintomas ocorrendo de minutos até duas horas após a ingestão do alimento.
    - Náuseas, vômitos, diarreia, dor abdominal são, quase sempre, associados a manifestações cutâneas e respiratórias.
  - Proctocolite alérgica não IgE mediada:
    - Observada na infância, em geral, até os 6 meses de idade.
    - Presença de sangue nas fezes, em geral, associada a reação adversa a leite de vaca ou soja.
  - Doença celíaca:
    - Caracterizada pela sensibilidade ao glúten.
    - Costuma apresentar diarreia crônica, flatulência, má absorção, distensão abdominal, perda de peso e, em alguns casos, presença de úlceras na mucosa bucal e dermatite herpertiforme.
  - Esofagite eosinofílica (EoE):
    - Disfagia e impacção alimentar são sintomas clássicos da EoE, sobretudo em adultos.
    - Vômito, perda de peso e recusa em se alimentar são achados importantes em crianças com EoE.

- Leite, trigo, ovo, amendoim, milho e soja são alimentos mais associados ao desenvolvimento de EoE.
- Síndrome da enterocolite induzida por proteínas alimentares (FPIES, *Food Protein-Induced Enterocolitis Syndrome*):
  - Alergia alimentar não IgE mediada.
  - As principais causas são as proteínas do leite de vaca e soja.
  - Vômitos em jato e repetitivos, seguidos por diarreia, acompanhados de letargia, hipotonia, hipotermia, hipotensão e distúrbios metabólicos.
  - Normalmente, se inicia na infância, embora também possa ser observada em idades mais avançadas.
  - O diagnóstico é embasado no histórico clínico, visto que não existem biomarcadores específicos.
  - O manejo clínico das crises e a prevenção de ingestão de alérgenos alimentares são as medidas terapêuticas apropriadas para a FPIES.
  - Pode ocasionar perda de peso e crescimento inadequado.
  - Diferentemente das alergias alimentares, os sintomas são, em geral, exclusivos do sistema gastrointestinal.

Exames complementares

- São recomendados testes cutâneos de leitura imediata com extratos padronizados para alimentos.
- O *prick-to-prick,* utilizando alimentos frescos suspeitos, é uma excelente alternativa para investigar o diagnóstico etiológico.
- A dosagem de IgE específica no soro (ImmunoCAP®) pode ser solicitada para cada proteína alimentar, separadamente.
- O *atopy patch test* é uma ferramenta útil na clínica para pesquisar reações de hipersensibilidade do Tipo IV (reações tardias).
- O teste de provocação duplo-cego placebo controlado é o padrão-ouro para o diagnóstico de alergia alimentar.
- O teste de provocação somente deve ser feito por profissional médico capacitado ao atendimento de reações anafiláticas.
- Avaliação de IgG e de IgG4 específicas para o alimento não é recomendada por não apresentar evidências científicas.

Conduta terapêutica

- Deve-se orientar dieta excluindo os alimentos envolvidos. (II-2A)
- Deve-se fazer, de modo criterioso, a seleção de alimentos a serem excluídos da dieta. (II-2A)
- Deve ser prescrito pelo médico o plano de ação indicando as medicações e condutas a serem utilizadas pelo paciente em caso de exposição ao alimento suspeito e início dos sinais e sintomas. (II-2A)

- Anti-histamínicos e corticoides podem ser utilizados para auxiliarem no controle das reações. (II-2A)
- Pacientes com histórico de anafilaxia devem receber orientação para o emprego de adrenalina autoinjetável. (II-2A)

Alergia a proteína do leite de vaca

Considerações gerais

- Alergia alimentar mais comum em crianças.
- Primeiro alimento a ser introduzido.
- As características das proteínas do leite de vaca facilitam a sensibilização.
- Podem ocorrer episódios de anafilaxia.
- Na maioria dos casos, ocorre desenvolvimento de tolerância após os 6 anos de idade.
- Proteínas alimentares da dieta materna podem ser transportadas pelo leite materno; portanto, alergia a proteína do leite de vaca (APLV) pode ocorrer em crianças, mesmo com aleitamento materno exclusivo.
- Todos os pacientes com histórico de reações graves, como anafilaxia e crises de broncospasmo, devem possuir um plano de ação prescrito pelo médico contendo orientações e medicações de resgate.
- Todos os pacientes com histórico de anafilaxia devem receber a prescrição para emprego de adrenalina por via intramuscular.

Imunopatologia

- A imaturidade da barreira intestinal em lactentes é um fator importante no desenvolvimento de alergia ao leite de vaca.
- O alto potencial alergênico das proteínas do leite de vaca justifica o desenvolvimento do processo alérgico.
- A maioria dos pacientes é sensibilizada a mais de uma proteína do leite de vaca.
- A β-lactoglobulina é resistente as proteases e à hidrólise ácida, sendo parte da proteína absorvida no sistema gastrointestinal (TGI) de forma intacta.
- A α-lactoalbumina bovina apresenta homologia com a α-lactoalbumina humana.
- A caseína possui alta resistência ao processamento térmico.
- As reações de hipersensibilidade Tipo I e Tipo IV estão envolvidas na patogenia da APLV.
- Reações IgE mediadas apresentam duração mais prolongada, ocorrendo manutenção dos sintomas após 3 a 5 anos de idade.
- Em geralmente, reações não IgE mediadas levam à tolerância no primeiro ano de vida.

Diagnóstico

Histórico e exame físico

- A maioria dos sintomas surge no primeiro ano de vida.
- APLV pode ser observada em qualquer idade.
- Manifestações clínicas envolvem dermatite atópica, anafilaxia, rinite, asma e manifestações gastrointestinais.
- Dermatite de contato ao leite de vaca pode ocorrer em crianças, adolescentes e adultos que continuam a manifestar a APLV.
- APLV deve ser sempre investigada em crianças com dermatite atópica.
- As manifestações respiratórias são superestimadas em termos de incidência.
- Quando ocorrem manifestações respiratórias, estas estão quase sempre associadas a outras manifestações clínicas, como dermatite atópica e sintomas gastrointestinais com comprometimento respiratório.
- Apenas 5% das crianças apresentam sintomas de asma associados a alergias alimentares.
- Manifestações gastrointestinais abrangem mucosa oral comprometida (síndrome da alergia oral), diarreia, distensão abdominal, presença de déficit nutricional, proctocolite e enterocolite.

Exames complementares

- A dosagem de IgE total tem pouca relevância diagnóstica.
- O diagnóstico diferencial entre APLV e intolerância a lactose deve ser realizado em todos os pacientes.
- A manutenção da APLV na vida adulta normalmente não é observada.
- São recomendados testes cutâneos de leitura imediata com proteínas do leite de vaca, padronizados e industrializados.
- O *prick-to-prick*, utilizando o próprio leite de vaca, concentrado ou em diferentes diluições, é uma excelente ferramenta diagnóstica na APLV, apresentando menos chance de resultados falso-negativos.
- A investigação da IgE específica deve ser solicitada para cada proteína (β-lactoglobulina, α-lactoalbumina e caseína), separadamente.
- A sensibilização à caseína é associada a persistência da alergia ao leite de vaca em adolescentes e adultos.
- O *atopy patch test* é uma ferramenta útil na clínica para investigar APLV associada a reações de hipersensibilidade do Tipo IV.
- A associação entre testes cutâneos de leitura imediata, dosagem de IgE específica para proteínas do leite de vaca e *atopy patch test* deve ser realizada em todos os pacientes, sempre que possível.

- O teste de provocação oral duplo-cego placebo controlado corresponde ao padrão-ouro de diagnóstico.
- Em situações específicas para facilitar o monitoramento do paciente, o teste de provocação simples-cego e o teste aberto também podem ser utilizados na clínica.
- Quando todos os exames complementares e o histórico clínico não forem compatíveis, a provocação oral aberta é uma estratégia interessante para confirmação diagnóstica, auxiliando a orientação de pacientes e familiares, no caso de crianças.
- A dosagem de IgE específica para proteínas do leite de vaca pode ser utilizada para acompanhamento dos processos de sensibilização e tolerância em pacientes diagnosticados com APLV.
- Os testes já mencionados devem ser executados por médico especialista preparado para o atendimento de reações anafiláticas, passíveis de ocorrer quando indivíduos sensibilizados são submetidos a esses exames complementares.

Conduta terapêutica

- Orientação da dieta de restrição ao leite de vaca.
- Considerar a idade do paciente, adequando suas necessidades nutricionais. (III-A)
- Sempre preferir a possibilidade de aleitamento materno. (III-A)
- Avaliar a sensibilização à soja; devem ser realizados os mesmos exames complementares utilizados para o diagnóstico de APLV. (III-A)
- Aceitação pelo paciente da fórmula prescrita é importante, sobretudo em lactentes.
- As condições socioeconômicas dos pacientes devem ser levadas em consideração e, quando necessário, a busca de auxílio no sistema público de saúde deve ser orientada.
- Em nenhuma hipótese deve ser indicado leite de outros mamíferos devido a reações cruzadas. Por exemplo, o leite de cabra tem homologia de seu perfil de proteínas em torno de 90% com o leite de vaca.
- Em crianças com APLV mediada por IgE e impossibilidade de aleitamento materno, deve-se utilizar:
  - Leite de soja.
  - Fórmulas extensamente hidrolisadas.
  - Fórmulas de aminoácidos (AA).
- Fórmulas parcialmente hidrolisadas não são recomendadas.
- Como há risco de sensibilização a soja, deve-se iniciar a dieta com fórmulas extensamente hidrolisadas, sempre que possível.

- Aqueles pacientes que continuarem a apresentar manifestações clínicas após o emprego de fórmulas extensamente hidrolisadas possuem indicação absoluta para utilização de fórmulas de aminoácidos. (I-A)
- Estratégias de indução da tolerância a proteínas do leite de vaca envolvem:
  - A imunoterapia oral é uma estratégia promissora, pois vem apresentando excelentes resultados em estudos clínicos, embora ainda esteja em fase de investigação. (II-1A)
  - A utilização da estratégia de submeter alérgenos alimentares a altas temperaturas altera a estrutura conformacional das proteínas alergênicas, reduzindo as chances de ligação com a IgE. (II-1A)
    - Essa estratégia terapêutica tem sido utilizada para induzir tolerância a proteínas do leite de vaca (*baked milk*) e a proteínas do ovo (*baked egg*). (II-1A)
  - Ensaios clínicos demonstraram que mais de 80% das crianças podem ingerir alimentos contendo leite ou ovo submetidos a altas temperaturas, como, por exemplo, pudim, com segurança. (II-1A)
  - A estratégia de fornecer diariamente de 1 a 3 porções de alimento contendo leite submetido a altas temperaturas tem apresentado excelentes resultados quanto à aceleração do desenvolvimento de tolerância. (II-1A)

Síndrome da alergia oral

Considerações gerais

- Processo alérgico na boca (no lábio e mucosa bucal), associado ao consumo de alimentos, sobretudo frutas e vegetais crus, como maçã, pêra, tomate, uva, dentre outros.
- Presença de prurido e edema no lábio e na mucosa bucal.

Imunopatologia

- Etiologia abrange alérgenos presentes em frutas e vegetais.
- A produção de IgE parece estar associada a mecanismo termoinstável.
- Pode ocorrer alergia cruzada com pólens.

Diagnóstico

Histórico e exame físico

- Em geral, os sintomas são de baixa intensidade.
- É frequente a presença de edema e prurido restrito à orofaringe.
- O edema em lábio pode ser observado.

Alergia no Sistema Gastrointestinal

- Deve ser realizado diagnóstico diferencial com outras doenças associadas a edema em lábio e mucosa bucal.
- Não há coexistência de urticária.

Exames complementares

- A dosagem de IgE total tem pouca relevância diagnóstica.
- *Prick test* específico para cada alimento suspeito, caso extrato padronizado seja disponível.
- *Prick-to-prick* específico utilizando alimentos *in natura*.
- Testes de provocação.
- Determinação de IgE sérica (ImmunoCAP®).

Conduta terapêutica
Prevenção

- Orientação de dieta.
- O aquecimento dos alimentos (frutas por 15 segundos no micro-ondas em alta potência) pode eliminar as moléculas alergênicas.

Terapêutica

- Anti-histamínicos. (II-2A)
- Em casos mais graves, utilizar anti-histamínicos com corticoterapia via oral. (II-2A)
- Pacientes com síndrome de alergia oral e histórico de anafilaxia devem ter orientação para o emprego de adrenalina. (II-2A)

Esofagite eosinofílica

Considerações gerais

- Incidência crescente em todo o mundo tanto em crianças como em adultos.
- A relação com alergia alimentar é comprovada.
- Devido à falta de profissionais médicos treinados para sua identificação, o sub-diagnóstico é uma realidade.
- Condição clinicopatológica, caracterizada pela combinação de sintomas clínicos no TGI superior, como disfagia e impacção alimentar, associados a achado histopatológico de mais de 15 eosinófilos/campo microscópico em aumento de 400×, em amostra proveniente de biópsia endoscópica.
- O diagnóstico diferencial da esofagite eosinofílica (EoE) é amplo e pode incluir doença do refluxo gastroesofágico (DRGE), infecções parasitárias e fúngicas, doença inflamatória intestinal e doenças do tecido conjuntivo.
- A EoE não tratada de maneira adequada progride para o remodelamento da mucosa esofágica e estenose da luz do esôfago.

Imunopatologia

- Tem a característica de associação a perfil de resposta Th2.
- Pacientes com doenças atópicas têm mais chance de desenvolver EoE.
- EoE é relacionada com hipersensibilidade a alimentos e/ou aeroalérgenos.
- As reações de hipersensibilidade Tipo I e Tipo IV estão envolvidas na patogenia da EoE.

Diagnóstico

- O padrão-ouro para o diagnóstico EoE é a biópsia, com exame histopatológico revelando a presença de eosinófilos na mucosa do esôfago, sem concomitante infiltração eosinofílica no estômago ou duodeno.

Histórico e exame físico

- Crianças:
  - Dor abdominal, dor torácica, sintomatologia de RGE, vômitos e náusea.
- Adolescentes e adultos:
  - Disfagia, impacção alimentar e sintomatologia sugestiva de RGE.
  - Histórico de rinite, asma e alergia alimentar.
  - Tratamento de RGE com ausência de resposta é um achado comum.

Exames complementares

- Endoscopia e biópsia são sempre indicadas.
- Eosinofilia tecidual:
  - Eosinófilos na mucosa do esôfago é um achado obrigatório na biópsia (contagem > 15 eosinófilos/campo microscópico em aumento de 400×).
- Além da presença de eosinófilos, outras características histopatológicas na EoE incluem microabcessos com eosinófilicos, hiperplasia epitelial, edema intercelular (espongiose), remodelamento e fibrose.
- A presença de microabscessos eosinofílicos e traqueização do esôfago pode ser observada na endoscopia.
- A dosagem de IgE total tem pouca relevância diagnóstica.
- Testes cutâneos de leitura imediata com extratos padronizados para aeroalérgenos e alimentos são recomendados.
- O *prick-to-prick* utilizando os alimentos suspeitos é uma excelente alternativa para investigar o diagnóstico etiológico.
- O ImmunoCAP® pode ser solicitado para cada proteína alimentar separadamente.
- O *atopy patch test* é uma ferramenta útil na clínica para investigar EoE associada a reações de hipersensibilidade do Tipo IV.

- A associação de testes cutâneos de leitura imediata, dosagem de IgE específica para proteínas alimentares e *atopy patch test*, sempre que possível, deve ser realizada em todos os pacientes.

Conduta terapêutica

- A abordagem de restrição da dieta é a primeira linha de tratamento instituída no manejo clínico da EoE.
- Os seguintes alimentos estão mais envolvidos na EoE: ovo, leite, carne, trigo, soja, amendoim e milho (II-2A).
- Existem três tipos de dietas descritas na literatura:
  - Dieta elementar à base de aminoácidos (sobretudo em crianças).
  - Dieta empírica com exclusão dos alimentos mais envolvidos:
    - A duração típica da dieta de eliminação empírica é de 6 a 8 semanas, seguida de endoscopia.
  - Dieta orientada e direcionada por testes alérgicos adequados:
    - A dieta direcionada após consulta com médico alergista e imunologista apresenta bons resultados e proporciona melhor qualidade de vida aos pacientes.
    - Deve-se fazer uma orientação da dieta após realização de testes alérgicos específicos excluindo os alimentos envolvidos; nesse caso, exames complementares (*prick test, prick-to-prick,* IgE específica e *atopy patch test*) são fundamentais para se fazer a seleção de alimentos a serem excluídos da dieta.
    - Entretanto, a heterogeneidade de mecanismos imunológicos envolvidos na EoE e a não padronização do *atopy patch test* para alimentos dificultam a precisão da identificação dos alérgenos alimentares envolvidos em cada caso.
    - Os valores preditivos negativos para os testes alérgicos para alimentos em pacientes com EoE são superiores aos valores preditivos positivos.
- Os corticoides tópicos utilizados no tratamento da EoE são os mesmos corticoides inalatórios empregados no tratamento da asma; entretanto, nesse caso, eles deverão ser deglutidos para revestir o esôfago e proporcionar um efeito anti-inflamatório tópico:
  - Fluticasona *spray:*
    - Aplicação em jatos ou *puffs*.
    - Os pacientes inalam o medicamento pela boca e deglutem.
  - Budesonida:
    - Pode-se abrir a cápsula e misturar o pó em água ou em sucralose.
    - Essa técnica de emprego da budesonida é denominada "budesonida viscosa oral".

- Fluticasona inalatória:
  - 1 a 2 mg/dia, com aplicações divididas em duas vezes ao dia. (I-A)
- Budesonida inalatória:
  - 1 a 2 mg/dia com aplicações, divididas em duas vezes ao dia. (I-A)
- A recorrência com a descontinuação do tratamento tópico com corticoides é comum; portanto, a orientação da dieta é imprescindível para o sucesso do tratamento. (I-A)
- Proibição de ingestão de alimentos e líquido por pelo menos 30 minutos após aplicação da corticoterapia tópica.
- A dieta alimentar associada à terapêutica farmacológica para EoE tem demonstrado eficácia na remissão da inflamação na mucosa esofágica, redução do número de eosinófilos teciduais, melhora nos sintomas clínicos e redução das alterações endoscópicas e da remodelação tecidual.

Biológicos

- Estudos recentes demonstram que o omalizumabe não é eficaz no tratamento da EoE.
- Biólogicos que inibem IL-4, IL-5 e IL-13 (mepolizumabe, dupilumabe, reslizumabe e benralizumabe) que são aprovados para doenças mediadas por células Th2 (inflamação Tipo 2), incluindo asma alérgica e dermatite atópica, estão sendo pesquisados como possibilidades terapêuticas para pacientes com EoE.

Imunoterapia com alérgenos

- A imunoterapia com alérgenos (ITA) é o único tratamento capaz de modificar a história natural das doenças alérgicas. (I-A)
- Em virtude da frequência da sensibilização a aeroalérgenos em pacientes com EoE e da associação dessa doença a rinite e asma, o emprego da ITA vem sendo indicado no tratamento da EOE, sobretudo por por via subcutânea (ITSC).
- Há alguns trabalhos que levantam a hipótese de ITSL e/ou dessensibilização oral para alimentos estarem associados à presença de EoE; entretanto, mais estudos são necessários para a comprovação dessa hipótese.

Doenças gastrointestinais eosinofílicas

Considerações gerais

- São doenças raras do trato gastrointestinal, causadas por inflamação alérgica e disfunção gastrointestinal.
- Ocorrem infiltração de eosinófilos no estômago e no intestino delgado.

Alergia no Sistema Gastrointestinal

- São classificadas como:
  - Gastrite eosinofílica (GE).
  - Gastroenterite eosinofílica (GEE).
  - Colite eosinofílica (CE).
- Por falta de profissionais médicos treinados para a identificação desse grupo de doenças, o subdiagnóstico é uma realidade.
- Podem estar relacionadas com outras doenças, como infecções parasitárias e bacterianas (*Helicobacter pylori*).
- Histórico familiar de atopia é observado.
- Níveis elevados de IgE total e histórico de alergia alimentar são achados frequentes.

Imunopatologia
- As reações de hipersensibilidade Tipo I e Tipo IV estão envolvidas na patogenia.

Diagnóstico
Histórico e exame físico
- Histórico de dor abdominal, flatulência, vômitos e náusea.
- Os sintomas dependem do local no trato gastrointestinal comprometido pelo infiltrado eosinofílico.

Exames complementares
- Presença de quantidade elevada de eosinófilos na biópsia do trato gastrointestinal.
- A alergia alimentar pode não estar presente.
- Quando houver suspeita de alergia alimentar, pode ser realizada estratégia de investigação diagnóstica:
  - Testes cutâneos de leitura imediata com extratos padronizados para alimentos.
  - *Prick-to-prick* utilizando os alimentos frescos.
  - Dosagem de IgE específica no soro (ImmunoCAP®).
  - O *atopy patch test* para alimentos, embora não padronizado, pode auxiliar a pesquisa por reações de hipersensibilidade do Tipo IV.

Conduta terapêutica
- Deve ser realizada orientação da dieta excluindo os alimentos envolvidos. (II-2A)
- Os exames complementares são importantes para a seleção de alimentos a serem excluídos da dieta. (II-2A)

- Corticosteroides podem promover a remissão da doença, mas preparações tópicas, que são eficazes em pacientes com EoE, proporcionam benefício limitado em pacientes com doenças do trato gastrointestinal inferior.
- Quando a restrição de alimento suspeitos da dieta não for efetiva, a corticoterapia sistêmica via oral é indicada. (II-2A)
- A corticoterapia sistêmica via oral por período de 2 a 6 semanas, com redução gradativa da dose, pode ser utilizada. (II-2A)
- O emprego de cursos curtos de corticosteroides. (1 mg/kg/peso até 60 mg por dia), durante uma semana, apresenta resultados menos satisfatórios. (II-2A)
- Em casos mais graves, pode-se aplicar drogas imunossupressoras, como a azatioprina. (II-2A)
- A utilização de biológicos anti-IgE e de anticorpo anti-IL-5 é uma terapêutica promissora. (II-2A)

Reações a aditivos alimentares

Considerações gerais

- A incidência das reações a aditivos alimentares tem sido sobrevalorizada.
- Os mecanismos não IgE mediados são mais envolvidos nas reações a aditivos alimentares.
- Os sintomas de alergia a aditivos alimentares costumam estar limitados à pele, ao intestino e ao trato respiratório.
- A relação entre urticária crônica e aditivos alimentares não é bem estabelecida pelos estudos realizados.
- Reações anafiláticas, embora raras, podem ocorrer, e necessitam de orientação específica para cada paciente.
- Os aditivos mais comuns que podem causar reações são:
  - Sulfitos.
  - Tartrazina (corante amarelo).
  - Vermelho carmim.
- Outros aditivos podem causar reações, porém há necessidade de mais estudos para comprovação efetiva de reações alérgicas associadas, como:
  - Aspartame.
  - Benzoatos.
  - Glutamato de sódio.
  - Nitratos e nitritos.
  - Gelatina.
  - Flavorizantes.

Imunopatologia

- A degranulação direta de mastócitos é um importante mecanismo imunopatológico.
- Reações de hipersensibilidade Tipo I podem ser identificadas em alguns casos.

Diagnóstico
Histórico e exame físico

- O diagnóstico deve ser embasado, sobretudo, no histórico clínico.
- O diagnóstico diferencial deve ser feito cuidadosamente, antes de se confirmar o aditivo como agente etiológico da reação alérgica investigada.
- São observados relatos de reação após consumo de vinho, cerveja, alimentos em conservas e sucos industrializados.
- São observados relatos de reação após consumo de alimentos industrializados com corantes amarelos e vermelhos.

Exames complementares

- A dosagem de IgE total não contribui para o diagnóstico de alergia a aditivos.
- A presença de IgE específica não costuma ser detectada.
- As reações causadas pelo vermelho carmim e pela tartrazina podem ser IgE-mediadas.
- O teste de provocação pode ser útil para o diagnóstico.
- O teste de provocação deve ser feito somente por profissional médico capacitado para o atendimento de reações anafiláticas.

Conduta terapêutica

- Deve-se orientar dieta excluindo os aditivos alimentares envolvidos. (II-2A)
- Deve ser prescrito pelo médico um plano de ação, indicando as medicações e condutas a serem adotadas pelo paciente em caso de exposição ao alimento suspeito e início dos sinais e sintomas. (II-2A)
- Anti-histamínicos e corticoides podem ser utilizados para tratamento das reações. (II-2A)
- Pacientes com histórico de anafilaxia devem ser orientados para utilização de adrenalina. (II-2A)
- Em caso de alergia a sulfitos, alguns medicamentos antialérgicos são contraindicados para uso, pois apresentam o próprio sulfito em sua composição. (II-2A):
  - Adrenalina autoinjetável.
  - Decadron.
  - Dexametasona.
  - Alguns corticoides nasais.

Literatura recomendada

- Boyce JA, Assa'ad A, Burks AW, Jones SM, Sampson HA, Wood RA, Plaut M et al. Guidelines for the diagnosis and management of food allergy in the United States: summary of the NIAID-sponsored expert panel report. J Allergy Clin Immunol. 2010 Dec;126(6):1105-18.
- Boyce JA, Assa'ad A, Burks AW, Jones SM, Sampson HA, Wood RA, Plaut M et al. Guidelines for the diagnosis and management of food allergy in the United States: report of the NIAID-sponsored expert panel. NIAID-Sponsored Expert Panel. J Allergy Clin Immunol. 2010 Dec;126(6 Suppl):S1-58.
- Boyce JA, Assa'a A, Burks AW, Jones SM, Sampson HA, Wood RA, Plaut M et al. Guidelines for the diagnosis and management of food allergy in the United States: summary of the NIAID-Sponsored Expert Panel Report.Nutrition. 2011 Feb;27(2):253-67.
- Clark AT, Skypala I, Leech SC, Ewan PW, Dugué P, Brathwaite N, Huber PA, et al. British Society for Allergy and Clinical Immunology guidelines for the management of egg allergy. Clin Exp Allergy. 2010 Aug;40(8):1116-29.
- Dupont C, Chouraqui JP, de Boissieu D, Bocquet A, Bresson JL, Briend A, Darmaun D, et al. Dietetic treatment of cow's milk protein allergy. Arch Pediatr. 2011 Jan;18(1):79-94.
- Fiocchi A, Brozek J, Schünemann H, Bahna SL, von Berg A, Beyer K, Bozzola M, et al. World Allergy Organization (WAO) Diagnosis and Rationale for Action against Cow's Milk Allergy (DRACMA) Guidelines.Pediatr Allergy Immunol. 2010 Jul;21Suppl 21:1-125.
- Gonsalves NP, Aceves SS. Diagnosis and treatment of eosinophilic esophagitis. Allergy Clin Immunol 2020;145:1-7.
- Greuter T, Hirano I, Dellon ES. Emerging therapies for eosinophilic esophagitis. J Allergy Clin Immunol 2020;145:38-45.
- Koletzko S, Niggemann B, Arato A, Dias JA, Heuschkel R, Husby S, Mearin ML, et al. Diagnostic approach and management of cow's-milk protein allergy in infants and children: ESPGHAN GI Committee practical guidelines. J Pediatr Gastroenterol Nutr. 2012 Aug;55(2):221-9.
- Pesek RD, Rothenberg ME Eosinophilic gastrointestinal disease below the belt. J Allergy Clin Immunol 2020;145:87-9.
- Sicherer SH, Sampson HA. Food allergy: A review and update on epidemiology, pathogenesis, diagnosis, prevention, and management. J Allergy Clin Immunol 2018;141:41-58.
- Walsh J, O'Flynn N. Diagnosis and assessment of food allergy in children and young people in primary care and community settings: NICE clinical guideline. Br J Gen Pract. 2011 Jul;61(588):473-5.
- Wegrzyn NA, Berin MC, Mehr S. Food Protein-Induced Enterocolitis Syndrome. Allergy Clin Immunol Pract 2020;8:24-35.

5 Reações Anafiláticas

Anafilaxia

Considerações gerais

- Classicamente, "anafilaxia" refere-se a uma reação sistêmica grave, mediada por IgE, com intensa liberação, por degranulação, de mediadores produzidos por mastócitos e basófilos.
- "Reação anafilactoide" foi um termo criado para designar situação clínica semelhante à da anafilaxia não IgE mediada. Atualmente este termo não é mais utilizado.
- Atualmente, a Organização Mundial de Alergia (WAO, *World Allergy Organization*) definiu anafilaxia como "reação clínica grave, com risco de vida, causada por reação de hipersensibilidade generalizada ou sistêmica".
- A incidência de anafilaxia está aumentando no mundo todo.
- As reações anafiláticas são subdiagnosticadas e, muitas vezes, não tratadas adequadamente.
- Reações de hipersensibilidade a fármacos e a alimentos são as principais causas de anafilaxia.
- A anafilaxia causada por picada de insetos himenópteros (abelha, formiga, vespa/marimbondo) também é bastante diagnosticada na rotina do médico especialista em alergia e imunologia.
- AINEs (mecanismo em geral não IgE mediado) e antibióticos são os principais fármacos associados a episódios de anafilaxia.
- Relaxantes musculares são a principal causa de anafilaxia durante procedimentos cirúrgicos.
- Em profissionais da área de saúde com histórico de anafilaxia e em casos de anafilaxia associada a procedimentos cirúrgicos, a alergia ao látex deve ser investigada.
- Infelizmente, por desconhecimento do médico e dos pacientes, a epinefrina (adrenalina) autoinjetável não é utilizada em muitos dos casos em que existe indicação.

- A gravidade de uma reação anterior não prediz como será a próxima reação.
- Estímulos repetitivos, em intervalos curtos de tempo, aumentam a possibilidade de reações mais graves.
- Pacientes atópicos têm maior risco de reações anafiláticas.
- Há maior risco de mortalidade em pacientes asmáticos e em pacientes idosos com comorbidades.

Imunopatologia

- No mecanismo IgE dependente, ocorrem anafilaxia causada por vários fatores, como alimentos, antibióticos e veneno de insetos, e anafilaxia induzida por exercício.
- No mecanismo IgE dependente, há participação da IL-4 e ligação da IgE com receptores FεI presentes na membrana de mastócitos e basófilos.
- A ativação de mastócitos e de basófilos é caracterizada pela liberação imediata de citocinas e mediadores inflamatórios (histamina, principalmente).
- A liberação massiva de histamina causa:
  - Contração dos músculos lisos, ocasionando broncoconstrição e diarreia.
  - Aumento da permeabilidade vascular, com consequente hipotensão, vasodilatação com urticária e angioedema.
- Os mastócitos também produzem outros importantes mediadores, como triptase, prostaglandinas, leucotrienos e fator ativador de plaquetas (PAF, *platelet activating factor*).
- As reações tardias podem ocorrer entre 2 e 6 horas após o episódio inicial, sendo os leucotrienos importantes medidores nesse processo.
- Na anafilaxia IgE independente, pode ocorrer:
  - Degranulação direta dos mastócitos, causada por:
    - Fármacos (opiáceos, vancomicina, alguns anestésicos).
    - Anafilaxia por exercício.
    - Anafilaxia induzida pelo frio.
    - Reação adversa a AINEs (aspirina, diclofenacos, dipirona, ibuprofeno, nimesulida e outros).
  - Reações de hipersensibilidade (Tipo II e Tipo III) mediada por imunocomplexos com liberação massiva de proteínas do sistema complemento (anafilotoxinas C5a e C3a), causada por:
    - Soro heterólogo.
    - Imunoglobulina via intravenosa.
  - Inibição da cicloxigenase com aumento da produção de leucotrienos causados por:
    - AINEs (aspirina, diclofenacos, dipirona, ibuprofeno, nimesulida, entre outros).

- Podem causar anafilaxia mediada por IgE:
  - Alimentos:
    - Leite, amendoim, ovo, crustáceos, camarão, carne de porco, castanhas, *kiwi*, abacate, banana, mandioca, tomate, ervilha.
  - Antibióticos:
    - Penicilinas, amoxicilina, cefalosporinas e outros antibióticos.
  - Insulina.
  - Látex.
  - Relaxantes musculares.
  - Anestésicos locais.
  - Soro heterólogo.
  - Anticorpos monoclonais.
  - Veneno de insetos himenópteros:
    - Formiga, abelha, vespa/marimbondo.
- Substâncias que podem causar anafilaxia não mediada por IgE:
  - AINEs:
    - Aspirina, dipirona, ibuprofeno, nimesulida, diclofenaco de sódio, diclofenaco de potássio, entre outros):
      - Embora o paracetamol seja considerado um AINEs de baixa potência e, na maioria dos casos, não induz reações, o ideal é realizar teste de provocação para a liberação segura desse medicamento.
      - Há evidências de que doses elevadas de paracetamol (acima de 1.000 mg/dia) podem aumentar a chance de reações.
  - Anafilaxia induzida por exercício
    - Em geral, apresenta um cofator associado (dependente de alimento, como, por exemplo, ingestão de trigo ou associado ao emprego de aspirina).
  - Anafilaxia induzida pelo frio.
  - Opiáceos, vancomicina, alguns anestésicos.
  - Soro heterólogo, imunoglobulina via intravenosa.
  - Contrastes radiológicos.

Diagnóstico

Histórico e exame físico

- Deve-se avaliar presença dos seguintes sinais e sintomas:
  - *Rash* cutâneo (50% dos casos).
  - Prurido intenso.
  - Angioedema – face, pálpebras, lábios, língua e laringe causando estridor.
  - Dispneia, sibilância e broncospasmo.

- Perda de consciência.
- Hipotensão e síncope.
- Diarreia e dor abdominal.
- Náuseas e vômitos.
- Cefaleia e tontura.
- Reações imediatas após exposição ao agente causal (alérgeno conhecido suspeito, como alimentos, medicamentos, picada de inseto himenóptero, dentre outros).

- A anafilaxia é altamente provável quando algum dos três critérios seguintes for preenchido:
  - Doença de início agudo (minutos a várias horas), com envolvimento da pele, do tecido mucoso ou de ambos (p. ex., urticária generalizada, prurido ou rubor facial, edema de lábios, língua e úvula). E, pelo menos, um dos seguintes achados concomitantemente:
    - Comprometimento respiratório (p. ex., dispneia, sibilância, broncospasmo, estridor, redução do pico de fluxo expiratório [PFE], hipoxemia).
    - Redução da pressão arterial ou sintomas associados de disfunção terminal de órgão (p. ex., hipotonia [colapso], síncope, incontinência.
  - Dois ou mais dos seguintes achados que ocorrem logo após a exposição a provável alérgeno conhecido para um determinado paciente (minutos ou várias horas após exposição):
    - Envolvimento de pele-mucosa (urticária generalizada, prurido e rubor, edema de lábio-língua-úvula).
    - Comprometimento respiratório (dispneia, sibilância-broncospasmo, estridor, redução do PFE, hipoxemia).
    - Redução da pressão arterial ou sintomas associados (p. ex., hipotonia [colapso], síncope, incontinência).
    - Sintomas gastrointestinais persistentes (p. ex., cólicas abdominais, vômitos).
  - Redução da pressão arterial após exposição a alérgeno suspeito conhecido para determinado paciente (minutos ou várias horas):
    - Lactentes e crianças: pressão sistólica baixa (idade específica) ou superior a 30% de queda na pressão sistólica.
    - Adultos: pressão sistólica abaixo de 90 mmHg ou queda maior do que 30% do seu basal.
    - Na criança, a pressão sistólica baixa é definida como inferior a 70 mmHg para a idade de 1 mês a 1 ano, menor do que (70 mmHg + [2× idade]) para os de 1 a 10 anos e abaixo de 90 mmHg para os entre 11 e 17 anos.

Exames complementares

- Imediatamente pode ser realizada a dosagem da triptase sérica, pouco disponível no Brasil, sendo essa enzima um importante biomarcador para o diagnóstico de anafilaxia.
- A dosagem de IgE total não tem importância diagnóstica.
- A investigação de IgE sérica específica para os prováveis agentes, em caso de reação IgE dependente, deve ser realizada no mínimo após três semanas da ocorrência da anafilaxia, pois ocorre consumo de anticorpos específicos nas crises, gerando resultados falso-negativos.
- O *prick test* é uma opção para identificação do alérgeno; entretanto, deve ser realizado com cuidado, em situações específicas nas quais ainda persiste dúvida diagnóstica; nesses casos, o teste deve ser realizado em local com infraestrutura adequada e por profissional treinado para o manejo terapêutico das reações anafiláticas, pois pequenas quantidades de antígenos podem desencadear reação.

Conduta terapêutica

Prevenção

- Evitar exposição a agentes conhecidos que causam anafilaxia.
- Pacientes com histórico de anafilaxia a veneno de abelha e/ou vespa devem evitar roupas coloridas e perfumes para não atrair esses insetos.
- Os pacientes devem receber um plano de ação constando as medicações e condutas a serem tomadas em caso de anafilaxia. Os pacientes devem ser orientados para levar sempre consigo o plano de ação.
- Pacientes asmáticos (as reações tendem a ser mais graves) devem ser orientados para portarem medicação de resgate para crises (SABA).
- Os pacientes devem possuir e levar sempre consigo algum tipo de notificação, constando o alérgeno específico que provoca reação anafilática, evitando a exposição (p. ex., pulseiras, carteira de identificação especificando os agentes anafiláticos em questão).
- Preferir a prescrição de fármacos por via oral à via parenteral.
- Manter os pacientes sob observação por, no mínimo, 30 minutos em caso de administração de imunoterapia subcutânea com alérgenos (ITA).
- Manter o paciente na primeira aplicação de anticorpo monoclonal (biológicos) por, no mínimo, 2 horas em observação nas primeiras três aplicações, e 30 minutos nas aplicações subsequentes.

Imunoterapia subcutânea com alérgenos em anafilaxia provocada por picada de insetos himenópteros

- É indicada nos casos de confirmação de sensibilização e de anafilaxia causada por veneno de insetos (abelha, formiga, vespa/marimbondo). (I-A)
- Nesse caso, a ITA é realizada exclusivamente por via subcutânea (ITSC), devendo ser feita em local com infraestrutura adequada e por profissional treinado para o manejo terapêutico das reações anafiláticas.
- Histórico de anafilaxia causada por veneno de insetos confere indicação absoluta de imunoterapia pela dificuldade em se evitar exposição ao agente causal.
- A ITSC é a única terapêutica eficaz para a prevenção de reações anafiláticas causadas por picada de insetos himenópteros; o procedimento deve ser realizado exclusivamente por médico especialista em Alergia e Imunologia.

Terapêutica

- Aplicar imediatamente adrenalina 1/1.000 por via intramuscular no músculo vasto lateral da coxa.
- Prescrição de adrenalina (epinefrina) 1/1.000 via IM (0,01 mg/kg até o máximo de 0,3 mg em crianças pré-púberes e até 0,5 mg em adolescentes e adultos) no músculo vasto lateral da coxa (I-A). Essa dose pode ser repetida, se necessário, a cada 5 minutos, caso não ocorra remissão dos sinais e sintomas.
- O cálculo simplificado para o emprego de epinefrina 1/1.000 (apresentação em ampolas) é 0,01 mL por kg com dose máxima (volume) de 0,3 mL em crianças e 0,5 mL em adultos.
- O manejo em atendimento de emergência das reações anafiláticas é o mesmo, independentemente de ser mediado ou não por IgE. (II-2A)
- Em reações graves e, caso ocorra ausência de resposta por via intramuscular, pode ser realizada infusão intravenosa de epinefrina: 10 mL de epinefrina, diluída em 100 mL de solução salina, alcançando a diluição final de 1/10.000. Utilizar bomba de infusão com monitoração cardíaca e assistência de médico especialista em unidade de terapia intensiva. (II-2A)
- O paciente deve ser mantido em observação por um período de 8 a 24 horas após a resolução dos sintomas, dependendo da gravidade da reação. (II-2A)
- Mulheres grávidas podem receber epinefrina, pois o risco para feto é maior na anafilaxia por causa da hipóxia do que o risco do emprego da epinefrina.
- Em pacientes com histórico de doença cardíaca isquêmica, o custo/benefício do emprego da epinefrina deve ser avaliado caso a caso.
- O uso de β-bloqueadores pelo paciente pode interferir nos efeitos do uso da epinefrina, dificultando o atendimento em reações anafiláticas.

Prescrição de adrenalina autoinjetável

- De preferência, em todos os pacientes com histórico de anafilaxia.
- É obrigatória em todos os pacientes com histórico de anafilaxia e dificuldade de evitar exposição ao alérgeno conhecido que provoca a reação.
- É obrigatória em todos os pacientes com histórico de anafilaxia que não têm acesso rápido ao atendimento de urgência e emergência.

Corticosteroides e anti-histamínicos

- Compreendem a terapêutica de segunda linha (II-2A) após o emprego da epinefrina.
- Administrar anti-histamínicos principalmente para o alívio da urticária e do angioedema:
  - Adultos:
    - Difenidramina 25-50 mg via IM ou IV ou clorofenamina 10 mg por via IV. (II-2A)
    - Cimetidina 4 mg/kg IV, ou ranitidina 1 mg/kg IV. (II-2A)
  - Crianças:
    - 12,5-25 mg de difenidramina IM ou IV. (II-2A)
- Corticosteroides:
  - Hidrocortisona:
    - Adultos: 100 mg a 1 g via IV ou IM. (II-2A)
    - Crianças: 10-100 mg via IV. (II-2A)
  - Prednisona ou prednisolona:
    - 1 mg/kg de peso até 60 mg de dose total diária pode ser utilizada em reações leves e moderadas por via oral. (II-2A)

Reposição volêmica

- Com solução salina ou Ringer lactato, quando necessário. (II-2A)

Broncodilatadores (via inalatória/intravenosa), vasopressores (norepinefrina, vasopressina, metaraminol)

- Podem também ser adicionados como emprego em segunda linha (após a administração de epinefrina via IM).

Literatura recomendada

- Abela C, Hartmann CE, De Leo A, de Sica Chapman A, Shah H, Jawad M, Bunker CB et al. Toxic epidermal necrolysis (TEN): The Chelsea and Westminster Hospital wound management algorithm. J Plast Reconstr Aesthet Surg. 2014 May 9.

- Andersen CL, Kristensen TK, Severinsen MT, Møller MB, Vestergaard H, Bergmann OJ, Hasselbalch HC et al. Systemic mastocytosis – a systematic review. Dan Med J. 2012 Mar;59(3):A4397.
- Krishna MT, Ewan PW, Diwakar L, Durham SR, Frew AJ, Leech SC, Nasser SM et al. Diagnosis and management of hymenoptera venom allergy: British Society for Allergy and Clinical Immunology (BSACI) guidelines. Clin Exp Allergy. 2011 Sep;41(9):1201-20.
- Naveen KN, Pai VV, Rai V, Athanikar SB. Retrospective analysis of Steven Johnson syndrome and toxic epidermal necrolysis over a period of 5 years from northern Karnataka, India. Indian J Pharmacol. 2013 Jan-Feb;45(1):80-2.
- Nowak R, Farrar JR, Brenner BE, Lewis L, Silverman RA, Emerman C, Hays DP et al. Customizing anaphylaxis guidelines for emergency medicine. J Emerg Med. 2013 Aug;45(2):299-306.
- Pardanani A, Tefferi A. Systemic mastocytosis in adults: a review on prognosis and treatment based on 342 Mayo Clinic patients and current literature. Curr Opin Hematol. 2010 Mar;17(2):125-32.
- Simons FE, Ardusso LR, Bilò MB, Dimov V, Ebisawa M, El-Gamal YM, Ledford DK et al. World Allergy Organization Guidelines for the assessment and management of anaphylaxis.CurrOpin Allergy ClinImmunol. 2012 Aug;12(4):389-99.
- Vale S, Smith J, Said M, Dunne G, Mullins R, Loh R; Australasian Society of Clinical Immunology and Allergy (ASCIA) Anaphylaxis Working Party. ASCIA guidelines for prevention of anaphylaxis in schools, pre-schools and childcare: 2012 update. J Paediatr Child Health. 2013 May;49(5):342-5.

Angioedema Hereditário

Angioedema hereditário

Considerações gerais
- Doença pouco conhecida e subdiagnosticada.
- O termo angioedema hereditário (AEH) é aplicado ao angioedema recorrente, causado por excesso de bradicinina, de herança autossômica dominante.
- Histórico de angioedema recorrente não acompanhado de urticária envolvendo pele ou mucosas.
- Em geral, o angioedema tem localização assimétrica, comprometendo lábios, orelha, pálpebras, órgãos genitais e extremidades (mãos e pés).
- A gravidade da reação anterior não prediz como será a próxima reação.
- A bradicinina é um mediador importante em todos os tipos de angioedema não mediado por mastócitos.
- Pacientes com dor abdominal recorrente, não associada à urticária, devem ser submetidos à investigação diagnóstica para angioedema hereditário e angioedema adquirido, em decorrência da possibilidade de comprometimento de alças intestinais.
- As AEHs não respondem ao emprego da adrenalina, anti-histamínicos e corticoides.
- O comprometimento da laringe pode ocorrer e, se não tratado de maneira adequada, pode levar ao óbito.
- Todos os pacientes com histórico de AEH devem ter um plano de ação para as crises, prescrito pelo médico especialista.
- Pacientes não tratados adequadamente: mortalidade varia de 25 a 40% (angioedema da laringe, resultando em asfixia).
- Profilaxia em longo e em curto prazo deve ser realizada em situações específicas.

Classificação
- AEH com deficiência quantitativa de C1-inibidor (C1-INH):
    - Antes, era designado como AEH Tipo I.

- Histórico familiar.
- Diminuição quantitativa do C1-INH (em geral, níveis inferiores a 50% dos valores normais).

- AEH com disfunção de C1-INH:
  - Antes, era designado como AEH Tipo II.
  - Histórico familiar.
  - Níveis normais ou elevados de C1-INH, com comprometimento de sua função.
  - Proteína anômala.

- AEH com C1-INH normal:
  - Identificado mais recentemente.
  - Antes, era designado como AEH Tipo III.
  - Afeta com mais frequência as mulheres, mas também foi identificada em indivíduos do sexo masculino.
  - Sintomatologia clínica semelhante ao AEH com deficiência de C1-INH, histórico familiar positivo e ausência de déficit de C1-INH.

Imunopatologia

- Nos diversos tipos de AEH, o mecanismo de ação envolve, direta ou indiretamente, a ativação do sistema de cininas, ocorrendo aumento da produção de bradicinina.
- Ativação do sistema calicreína-cinina no AEH ocorre pelos seguintes mecanismos:
  - Excesso de ativação do sistema de contato (sistema calicreína-cinina) e aumento da produção de bradicinina.
  - Ativação do fator XII da cascata de coagulação e aumento da liberação da bradicinina.
  - Via ativação de cascata de sinalização intracelular culminando no aumento da liberação de prostaglandinas (PGs) e óxido nítrico (NO), promovendo aumento da permeabilidade vascular e angioedema.
- O C1 INH está envolvido na regulação da atividade de múltiplas proteases, como: calicreína no plasma, fator XIIa e fator XIIf (sistema de coagulação), proteases do sistema complemento C1r e C1s, proteases da via lectina ligadora de manose e plasmina da via fibrinolítica.
- O AEH com deficiência quantitativa ou funcional de C1-INH está associado à mutação do gene *SERPING*1 (gene codificador do C1-INH).
- Cerca de 80 a 85% dos casos de AEH são associados à deficiência de C1-INH.
- O desenvolvimento de novos tratamentos, como o antagonista do receptor B2 de bradicinina e o inibidor de calicreína, reforçou o papel da bradicinina como principal mediador do AEH.

- Pacientes com AEH, especialmente aqueles com C1-INH normal, pioram dos sintomas com o uso de estrogênio exógeno, como ocorre durante a terapia de contracepção e de reposição hormonal.
- A região promotora do gene FXII contém um elemento de resposta ao estrogênio e foi demonstrado o aumento da transcrição de mRNA de FXII em resposta ao hormônio.
- É provável que o estrogênio também contribua para a regulação da expressão do receptor B2 da bradicinina, module a cascata de calicreína cinina e reduza os níveis de C1-INH.
- A deficiência adquirida de C1-INH pode ser decorrente do aumento do catabolismo desse fator, não compensado pelo aumento da produção.
- A bradicinina promove aumento da permeabilidade vascular, causando um edema não inflamatório, envolvendo tecido subcutâneo e mucosas.

Diagnóstico

Histórico e exame físico

- Crises recorrentes de angioedema subcutâneo não inflamatório com duração superior a 12 horas.
- Histórico familiar de angioedema auxilia o diagnóstico de AEH, mas pode estar ausente em até 1/4 dos casos.
- Presença de dor abdominal sem etiologia definida, com duração superior a 6 h.
- Indivíduos com AEH podem não ter histórico familiar, pois novamente mutações do gene *SERPING*1 podem ocorrer.
- Em geral, não há prurido.
- Não responde ao emprego de adrenalina, corticoide e anti-histamínicos.
- Locais mais afetados: face, extremidades, genitália, orofaringe, laringe e sistema gastrointestinal (pode ocorrer angioedema de alças intestinais).
- Ocorre deformação da área comprometida.
- A localização é quase sempre assimétrica.
- No AEH, é comum histórico de angioedema discreto, não pruriginoso, comprometendo extremidades, face, abdome, sistema geniturinário e orofaringe. O angioedema aumenta nas primeiras 24 h e reduz lentamente nas próximas 48 a 72 h.
- É característico o achado de histórico de dor abdominal sem causa definida.
- A frequência das crises é variável.
- Os sintomas do AEH costumam ocorrer antes dos 10 anos, podendo, inclusive, estar presente no primeiro ano de vida. Entretanto, alguns pacientes podem apresentar crises somente no final da adolescência ou no início da vida adulta.
- Trauma físico e estresse emocional são fatores desencadeantes muito comuns das crises de AEH.

- Anticoncepcionais à base de estrogênio e terapia de reposição hormonal são contraindicados em mulheres com histórico de AEH, pois fatores hormonais aumentam a incidência e a gravidade das crises.
- Os pacientes com angioedema adquirido (AEA) não têm histórico familiar de angioedema e o início do quadro costuma ocorrer em adultos.
- Avaliação diagnóstica no AEA:
  - Associação a doenças linfoproliferativas ou autoimunes.
  - Paraproteínas induzem à ativação e ao consumo dos componentes do complemento.
  - Níveis de C1q reduzidos em 75% dos pacientes auxiliam o diagnóstico diferencial entre AEH e AEA.
  - Além do consumo de C1q, anticorpos anti-C1-INH podem ser observados em pacientes com AEA associado a doenças autoimunes.

Exames complementares

- Dosagem de C4 – níveis séricos diminuídos no AEH e AEA.
- Dosagem de C1 inibidor (avaliação quantitativa, inferior a 50% em duas amostras) – níveis séricos diminuídos no AEH com deficiência de C1-INH.
- Avaliação funcional (qualitativa) do C1 inibidor (inferior a 50% em duas amostras) – níveis funcionais diminuídos no AEH com disfunção do C1-INH.
- Dosagem de C1q – níveis séricos diminuídos no angioedema adquirido.
- Níveis séricos normais no AEH e angioedema associado ao uso inibidores da enzima conversora de angiotensina (IECA).

O algoritmo para diagnóstico de AEH baseado nos exames complementares é apresentado a seguir, esquematicamente (Figura 6.1).

Conduta terapêutica e orientação dos pacientes e familiares

- A educação e a orientação são as ações iniciais mais importantes para evitar consequências graves e para melhorar a qualidade de vida.
- Disponibilizar informações por escrito que sejam relevantes sobre o AEH, incluindo medidas preventivas e um plano de ação para o tratamento de crise.
- Todos os parentes de primeiro grau de pacientes com AEH devem ser rastreados, e os pacientes devem receber aconselhamento genético.
- Podem ser utilizadas quatro classes de medicamentos, segundo o mecanismo de ação:
  - Andrógenos atenuados (danazol, oxandrolona, stanozolol) – promovem o aumento da síntese de C1 inibidor. (II-2A)

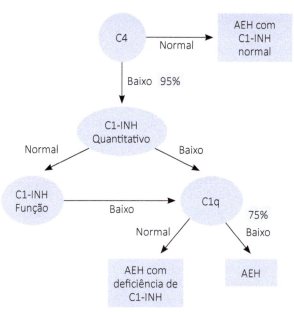

Figura 6.1 – *Algoritmo para diagnóstico de AEH embasado nos exames complementares. Fonte: Giavina-Bianchi P, Arruda LK, Aun MV, Campos RA, Chong-Neto HJ, Constantino-Silva RN et al. Diretrizes Brasileiras para o diagnóstico e tratamento do angioedema hereditário – 2017. Braz J Allergy Immunol. 2017;1(1):23-48.*

- Concentrado de C1 inibidor, C1 inibidor recombinante e plasma fresco congelado – terapêutica de reposição de C1 inibidor.
- Agentes antifibrinolíticos – terapêutica poupadora de C1 inibidor.
- Inibidor da calicreína e inibidor da bradicinina – inibidores do angioedema.

Profilaxia em longo prazo no angioedema hereditário

- Indicada, principalmente, para pacientes com crises frequentes de angioedema.
- Objetivo da profilaxia em longo prazo é reduzir a frequência e a gravidade das crises.
- Pacientes que têm mais de uma crise grave por mês, mesmo sendo tratados adequadamente durante as crises, devem receber profilaxia de longo prazo.
- Reposição de C1 inibidor (concentrado de C1 inibidor derivado do plasma e concentrado de C1 inibidor recombinante). (I-A)

- Posologia concentrado de C1 inibidor de acordo com o fabricante:
  - Cinryze®: concentrado de C1 inibidor derivado do plasma (indústria farmacêutica Shire – aprovado para adultos e adolescentes). Administração de 1.000 U via intravenosa a cada 3 ou 4 dias. Pode ser administrado pelo próprio paciente. Histórico raro de anafilaxia. (I-A)
  - Berinert®: concentrado de C1 inibidor derivado do plasma (indústria farmacêutica CSL Behring – pode ser utilizado em todas as idades). Administração de 20 U/kg via intravenosa a cada 3 ou 4 dias. Histórico de anafilaxia é raro. Pode ser administrado pelo próprio paciente. (I-A)
- O concentrado de C1 inibidor não possui eficácia nos pacientes que não apresentam deficiência quantitativa ou funcional de C1 inibidor. (II-2A)
- Agentes antifibrinolíticos (doses recomendadas):
  - Ácido tranexâmico: 20 a 50 mg/kg por dia em doses divididas, em intervalos de 8 a 12 h. Dose máxima diária entre 4 e 6 g por dia (II-2A). O ácido tranexâmico é categoria B na gravidez.
  - Ácido épsilon aminocaproico (tem menos efetividade do que o ácido tranexâmico, necessitando de doses maiores. Efeitos colaterais geralmente observados: náuseas, vômitos, hipotensão, fadiga, aumento das enzimas musculares): 6 a 8 g/dia divididos em 2 a 3 doses diárias. (II-2A)
- Andrógenos atenuados (doses recomendadas):
  - Danazol: dose de até 200 mg/dia em adultos (II-2A): iniciar com dose de 200 mg/dia e reduzir a dose em 100 mg até a dose mínima de controle. Se controlado, utilizar 50 mg/dia ou 100 mg em dias alternados (II-2A). Efeitos colaterais: acne, virilização, ganho de peso, dor muscular, náuseas, alterações do ciclo menstrual, alterações do perfil lipídico e enzimas hepáticas, depressão, cefaleia e hipertensão. (II-2A)
  - Oxandrolona: 2,5 a 7,5 mg/dia. (II-2A)

Profilaxia em curto prazo no angioedema hereditário

- Deve-se prescrever em todos os pacientes com histórico de angioedema hereditário a profilaxia antes de situações que possam desencadear crises, como: cirurgias, tratamento odontológico, endoscopia, amidalectomia, broncoscopia e situações de estresse.
- Concentrado do C1-INH: agente de escolha, sendo seguro e eficaz em adultos, crianças e mulheres grávidas (I-A). Utilizar antes do procedimento. Dose de 20 U/kg ou 500-1.000 U, dependendo do fabricante.
- Administração de plasma fresco quando o C1-INH não está disponível: dose de 10 mL/kg (2 a 4 unidades em adultos), cerca de 1 a 6 h antes do procedimento.
- Ácido tranexâmico: doses de 25 mg/kg/dia, divididas em 2 a 3 vezes, até um máximo de 3 a 6 g/dia, 5 dias antes e 2 a 5 dias após o procedimento.

Na Tabela 6.1, podemos ver as opções terapêuticas em mulheres grávidas para profilaxia de longo e curto prazo.

Terapêutica nos ataques de angioedema

- Todos os pacientes com angioedema hereditário devem possuir um plano de ação prescrito pelo médico especialista e devem ter um hospital de referência, com pessoal treinado para o atendimento de crises de ataque.
- A prescrição de medicamentos que possam ser utilizados na crise de ataque pelo próprio paciente é recomendada. (I, A)
- Concentrado de C1 inibidor derivado do plasma (Berinert®, CSL Behring, pode ser utilizado em todas as idades): 20 unidades/kg de peso corporal por via intravenosa. Histórico de anafilaxia é raro. Pode ser administrado pelo próprio paciente. (I-A)
- Concentrado de C1 inibidor derivado do plasma (Cinryze®, Shire, aprovado para adultos e adolescentes): 1.000 unidades via intravenosa com possibilidade de repetir dose 1 hora após. Pode ser administrado pelo próprio paciente. Histórico raro de anafilaxia. (I-A).
- Icatibanto: antagonista de receptor de bradicinina (Firazyr®, Shire, disponível no Brasil, aprovado para emprego em pacientes com idade acima de 18 anos):

Tabela 6.1 – Medicamentos indicados durante a gravidez para profilaxia a longo e curto prazo e tratamento das crises

Tratamento	1ª escolha	2ª escolha	Não indicado
Profilaxia de longo prazo	• Concentrado de pdC1-INH	• Agentes antifibrinolíticos[a] • Plasma fresco congelado	• Andrógenos atenuados
Profilaxia de curto prazo	• Concentrado de pdC1-INH	• Agentes antifibrinolíticos[a] • Plasma fresco congelado	• Andrógenos atenuados
Crises	• Concentrado de pdC1-INH	• Icatibanto, Ecallantide • C1-INH recombinante	• Agentes antifibrinolíticos[a] • Plasma fresco congelado

[a]Risco de tromboembolismo.

Fonte: Giavina-Bianchi P, Arruda LK, Aun MV, Campos RA, Chong-Neto HJ, Constantino-Silva RN, et al. Diretrizes Brasileiras para o diagnóstico e tratamento do angioedema hereditário - 2017. Braz J Allergy Immunol. 2017;1(1):23-48.

30 mg por via subcutânea. Pode ser administrado pelo próprio paciente. Não apresenta efeitos colaterais graves. Ocorre desconforto no local da aplicação. (I-A)

- Ecalantide: inibidor da calicreína (Kalbitor®, Dyax, não disponível no Brasil, aprovado nos EUA para emprego em pacientes com idade acima de 16 anos): 30 mg por via subcutânea. Não pode ser administrado pelo próprio paciente. Apresenta risco de anafilaxia. (I-A)
- O plasma fresco pode ser utilizado caso não haja outras medicações disponíveis; entretanto, a busca ao acesso de medicações mais seguras e efetivas deve ser sempre realizada.

Biológicos

- O lanadelumabe é um medicamento biológico que bloqueia a bradicinina, o principal mediador da vasodilatação durante ataques de angioedema.
- Esse anticorpo monoclonal humanizado inibe especificamente a calicreína plasmática.
- É indicado para o tratamento profilático sendo avaliado em ensaios clínicos fase III.
- O lanadelumabe é fácil de administrar, altamente eficaz e tem poucos efeitos secundários conhecidos.
- Cefaleia e dor no local da injeção são os eventos adversos mais comuns. Não há relatos de eventos adversos graves, como anafilaxia ou morte.

Literatura recomendada

- Betschel S, Badiou J, Binkley K, Borici-Mazi R, Hébert J, Kanani A, et al. The International/Canadian Hereditary Angioedema Guideline. Allergy Asthma Clin Immunol. 2019;15:72.
- Bova M, Valerieva A, Wu MA, Senter R, Perego F. Lanadelumab injection treatment for the prevention of hereditary angioedema (HAE): Design, development and place in therapy. Drug Design, Development and Therapy 2019;(13):3635-46.
- Giavina-Bianchi P, Arruda LK, Aun MV, Campos RA, Chong-Neto HJ, Constantino-Silva RN, Fernandes FF, et al. Diretrizes brasileiras para o diagnóstico e tratamento do angioedema hereditário – 2017. Arq Asma Alerg Imunol 2017;1(1): 23-48.
- Zuraw BL, Bernstein JA, Lang DM, Craig T, Dreyfus D, Hsieh F, Khan D, et al. A focused parameter update: hereditary angioedema, acquired C1 inhibitor deficiency, and angiotensinconverting enzyme inhibitor-associated angioedema. J Allergy Clin Immunol. 2013 Jun;131(6):1491-3.

7 Alergia a Veneno de Himenópteros e Alérgenos de Inseto

Alergia a veneno de insetos himenópteros

Considerações gerais

- A alergia a veneno de insetos da ordem *Hymenoptera* (abelha, formiga e vespa/ marimbondo) está associada ao risco de reações anafiláticas.
- A primeira reação pode ser fatal.
- Reações locais intensas (dor, eritema e edema) também podem ocorrer.
- O mecanismo principal da reação é IgE mediado.
- Reações locais podem não ser IgE mediadas, apresentando um caráter de toxicidade *in situ*.
- Em indivíduos que receberam múltiplas picadas ou ferroadas, podem ocorrer reações tóxicas sistêmicas graves, levando ao óbito.
- O grau de sensibilização verificado pelo *prick test* ou ImmunoCAP® não é capaz de predizer a gravidade das reações futuras.
- Pacientes com histórico de reações sistêmicas graves (anafilaxia) têm forte indicação de imunoterapia como medida preventiva.
- Reações locais, mesmo que extensas, não correspondem à indicação de imunoterapia.

Diagnóstico

Histórico e exame físico

- O histórico clínico é fundamental para levantar a hipótese de alergia a veneno de insetos.
- Em geral, o paciente tem histórico de reações sistêmicas graves, fatais ou quase fatais, sem causa definida.
- Reações sistêmicas graves com predominância de sinais e sintomas cutâneos (urticária/edema) são mais comuns em crianças.
- A presença de hipotensão e choque é mais frequente em adultos.
- Manifestações respiratórias correspondem a um importante fator de gravidade, quase sempre, presente em crianças e adultos.

Exames complementares

- O *prick test* com extratos padronizados e a determinação de IgE sérica específica (ImmunoCAP®) auxiliam o diagnóstico de sensibilização.
- Caso o *prick test* seja negativo, pode-se fazer o teste intradérmico, continuando a pesquisa de sensibilização.
- O histórico clínico e de exposição ao(s) inseto(s) deve ser compatível com a presença de sensibilização, confirmada para definir o diagnóstico etiológico com mais exatidão.
- Os extratos utilizados nos testes cutâneos (*prick test* e teste intradérmico) devem ser os mesmos utilizados caso haja indicação de SCIT.
- O grau de sensibilização detectado pelos testes cutâneos ou determinação de níveis séricos de IgE específica não é utilizado para predizer a gravidade das reações e indicar, ou não, a imunoterapia.
- Indivíduos pouco sensibilizados podem apresentar reações fatais ou quase fatais, e indivíduos muito sensibilizados podem não ter reações graves.

Conduta terapêutica

- Orientação de medidas ambientais para evitar a picada de insetos (abelha/formiga e vespa/marimbondo). (II-2A)
- A SCIT apresenta excelentes resultados. (I-A)
- Um plano de ação indicando as medicações e condutas a serem utilizadas pelo paciente deve ser prescrito pelo médico em caso de exposição e início dos sinais e sintomas. (II-2A)
- Pacientes com histórico de anafilaxia devem receber orientação para o emprego de adrenalina autoinjetável. (II-2A)
- Anti-histamínicos e corticoides podem ser utilizados para ajudar o controle das reações. (II-2A)
- As condutas, em casos de reações anafiláticas, estão especificadas no Capítulo 5.
- Todos os pacientes com histórico de reações sistêmicas graves e diagnóstico confirmado, a princípio, têm indicação de SCIT. (I-A)

Imunoterapia injetável para veneno de insetos (picada/ferroada de insetos himenópteros)

Considerações gerais

- A via subcutânea é a única que apresenta eficácia comprovada para a realização de imunoterapia para picada/ferroada de insetos himenópteros.

- A ITSC para picada/ferroada de insetos himenópteros é o tratamento padrão-ouro nessa condição patológica, com chance de sucesso acima de 95%.
- A seleção de pacientes deve ser criteriosa avaliando os riscos e os benefícios em cada caso.
- Pacientes com alto risco de anafilaxia têm indicação absoluta de imunoterapia para picada/ferroada de insetos himenópteros (apresentam episódios de crise com sintomas respiratórios, edema e hipotensão).
- Pacientes com reações exclusivamente cutâneas ou reações locais extensas, mesmo que sensibilizados, não têm indicação inicial de imunoterapia.
- Não há testes preditivos para avaliar se os pacientes com reações locais extensas desenvolverão episódios de anafilaxia.
- A imunoterapia pode inibir as reações locais extensas; desse modo, seu emprego pode ser benéfico em pacientes que apresentam reações frequentes e queiram melhorar a qualidade de vida.
- O mecanismo de ação da imunoterapia para veneno de insetos é similar ao observado na ITSC para alérgenos inalantes.
- O histórico de anafilaxia a um tipo de veneno está associado à predisposição a ter anafilaxia a outro tipo de veneno que o paciente tenha sensibilização.

Prescrição e manejo da ITSC para veneno de insetos

- De modo similar à ITSC para alérgenos inalantes, há duas fases de tratamento: indução e manutenção. (II-2A)
- Na fase de indução, são utilizadas doses crescentes de extratos alergênicos padronizados. (II-2A)
- O tempo de duração da ITSC para picada de himenópteros é contado a partir da fase de manutenção, sendo sugerido um período de três a cinco anos. (II-2A)
- O risco de reações adversas para ITSC para veneno de insetos é maior do que para alérgenos inalantes. (II-2A)
- O pré-tratamento, antes da aplicação da ITSC com anti-histamínicos, reduz a frequência de reações locais e sistêmicas. (II-2A).
- Pacientes sensibilizados a mais de um veneno devem ser submetidos à imunoterapia com extratos específicos e em aplicações separadas para cada tipo de veneno. (II-2A).
- A dose-padrão recomendada para ser alcançada é de 50 µg a 100 µg/mL para cada tipo de veneno (marimbondo/vespa e abelha), segundo os estudos da literatura. (II-2A)
- Essa dose recomendada para manutenção corresponde de uma a duas vezes o conteúdo de uma picada ou ferroada. (II-2A)
- Para picada de formiga (*Solenopsis invicta*), o extrato para imunoterapia é feito com corpo total.

- Os esquemas de aplicação variam de acordo com o laboratório que produz os extratos. (II-2A)
- Deve-se utilizar os mesmos venenos nos testes cutâneos e na imunoterapia. (II-2A)
- Como medida para evitar reações, as doses iniciais de aplicação podem ser diluídas em 1.000 vezes a dose que apresentou positividade no *prick test*. (II-2A)
- Há esquemas convencionais iniciando-se com aplicações semanais crescentes até chegar a aplicações mensais na fase de manutenção. (II-2A)
- No esquema convencional, a fase de indução é de dois a três meses, dependendo da dose inicial recomendada para o início do tratamento. (II-2A)
- Em esquemas mais rápidos, a fase de indução é alcançada rapidamente. (II-2A)
- Em esquemas rápidos (*rush* e *ultra rush*), a fase de manutenção pode chegar a ser alcançada entre uma e quatro semanas (II-2A). Nesses esquemas, podem ser administradas várias doses na mesma semana e/ou várias doses no mesmo dia. Nessas situações, o risco de reações é maior, mas em contrapartida protegemos o paciente com mais rapidez.
- Doenças cardiovasculares, asma grave, doenças imunológicas, doenças psiquiátricas, obstruções pulmonares crônicas irreversíveis com VEF1 ≤ 70% do predito e uso de betabloqueadores são contraindicações para o emprego de ITSC. (II-2A)

Prurigo estrófulo (reação de hipersensibilidade a antígenos presentes na saliva de insetos)

Considerações gerais

- Caracterizado por reações cutâneas a picada de insetos sugadores (hematófagos), incluindo pernilongo, mosquito, pulgas e moscas.
- Manifesta-se sobretudo na infância, com presença de pápulas eritematosas, com sangramento na região central, extremamente pruriginosas.
- O prurigo estrófulo também é conhecido como urticária papular.
- Uma única picada pode originar várias lesões por disseminação dos alérgenos e medidores inflamatórios por via sanguínea.
- Pode desaparecer com o crescimento.
- O prurido aumenta particularmente à noite.

Imunopatologia

- Os antígenos salivares podem desencadear reação imediata (tipo I) ou tardia (tipo IV).

- A liberação intensa de histamina justifica o surgimento dessas lesões muito pruriginosas.

Diagnóstico

Histórico e exame físico

- O diagnóstico é basicamente clínico.
- Esse quadro de doença é característico de países com clima tropical e subtropical.
- Em geral, o paciente tem lesões típicas com pápulas eritematosas com sangramento na região central e vesículas cutâneas crônicas recorrentes.
- As lesões são muito pruriginosas.
- As áreas expostas a picadas de insetos (membros inferiores, face e membros superiores) são as mais comprometidas.
- A presença de crostas indica infecção bacteriana secundária.
- A contaminação com *Staphylococcus aureus* é muito comum.
- Lesões crostosas são quase sempre associadas à infecção bacteriana secundária por *Staphylococcus aureus*.
- Como sequelas, os pacientes apresentam manchas pigmentadas ou hipocrômicas, comprometendo a estética de forma particular nesses pacientes.

Exames complementares

- O *prick test* específico com extratos padronizados auxilia o diagnóstico.

Conduta terapêutica

Prevenção

- Orientação de medidas ambientais para evitar a picada de insetos hematófagos.

Terapêutica

- Anti-histamínicos, corticoterapia via oral e corticoterapia tópica podem ser utilizados para o controle dos sintomas. (II-2A)
- Nos casos com infecção secundária, o emprego de mupirocina tópica é indicado.
- Casos graves com lesões disseminadas e contaminação bacteriana secundária possuem indicação de antibioticoterapia via oral (p. ex., cefalexina).
- A ITSC ou ITSL é uma possibilidade terapêutica que apresenta excelentes resultados.
- Os fundamentos e as condutas gerais da ITA por via subcutânea ou sublingual para alérgenos salivares de mosquito são os mesmos apresentados para aeroalérgenos. (II-2A)

Literatura recomendada

- Aarestrup FM. Imunoterapia no tratamento das doenças alérgicas. Rio de Janeiro: Rubio, 2017. 240p.

8 Imunodeficiências Primárias

Sinas de alerta para imunodeficiências primárias adaptados para a população brasileira

Tabela 8.1 – Sinais de alerta para imunodeficiências primárias em crianças e adultos

Crianças
- Duas ou mais pneumonias durante o ano
- Quatro ou mais episódios de otite durante o ano
- Estomatite de repetição ou moniíase por mais de 2 meses
- Abscessos recorrentes ou ectima
- Um episódio de infecção sistêmica grave (meningite, septicemia, osteoartrite)
- Infecções intestinais de repetição/diarreia crônica
- Asma grave, doença do colágeno ou doença autoimune
- Efeito adverso do BCG e/ou infecção por micobactéria
- Fenótipo clínico sugestivo de síndrome associada à imunodeficiência
- Histórico familiar de imunodeficiência

Adultos
- Dois ou mais episódios de otite durante o ano
- Duas ou mais sinusites, sem alergia, no último ano
- Um episódio de pneumonia por ano, por mais de 1 ano
- Diarreia crônica com perda de peso
- Infecções virais de repetição (resfriados, herpes, verrugas ou condilomas)
- Uso de antibiótico intravenoso de repetição na pele ou órgãos internos
- Abscessos profundos de repetição em pele ou órgãos internos
- Moniíase persistente ou infecção fúngica em pele e outros locais anatômicos
- Infecção por *Mycobacterium tuberculosis* ou infecções atípicas
- Histórico familiar de imunodeficiência

Adaptada da Fundação Jeffrey Modell e Cruz Vermelha Americana. Fonte. https://www. Bragid.org.br/

Distúrbios da imunidade inata e dos fagócitos

Deficiência de células *natural killer*

Considerações gerais

- As células *natural killer* (NK) correspondem aos principais linfócitos efetores na imunidade inata.
- Há poucos casos descritos na literatura.
- Comprometem pessoas jovens.
- Pode causar infecções graves e fatais.
- Não há predileção por gênero.
- Tipicamente, esses pacientes apresentam susceptibilidade aumentada a infecções virais, como: vírus do herpes simples, citomegalovírus (CMV), papiloma vírus humano (HPV) e vírus varicela-zóster (VZV).
- A predisposição a infecções bacterianas também é observada.

Diagnóstico

- Histórico clínico compatível.
- Contagem diminuída de células NK (CD16/56) na citometria de fluxo.

Conduta terapêutica

- Profilaxia para doenças virais. (II-2A)
- O transplante de células-tronco tem sido relatado na literatura com sucesso em alguns casos. (II-2A)

Neutropenia cíclica e neutropenia congênita grave (NCG)

Considerações gerais

- A neutropenia pode ser classificada como de grau leve (1.000-1.500 neutrófilos/mm^3 de sangue), moderado (500-1.000 neutrófilos/mm^3 de sangue) ou grave (< 500 neutrófilos/mm^3 de sangue).
- A NCG é caracterizada pela contagem de neutrófilos no sangue periférico permanentemente inferior a $0,5 \times 10^9$ células/L (< 500 neutrófilos/mm^3).
- A neutropenia cíclica tem como achado clínico característico a periodicidade das infecções (geralmente a cada 21 dias) associadas à baixa contagem do número de neutrófilos no sangue periférico, que tem um caráter cíclico.

- A denominação NCG representa um grupo genético heterogêneo de doenças que possuem em comum alterações na diferenciação dos neutrófilos na medula óssea.
- A forma mais comum de NCG é decorrência da mutação do gene ELA2, que codifica a elastase neutrofílica.
- Após a suspeita diagnóstica de NCG ou neutropenia cíclica o encaminhamento para centros de referência no manejo em imunodeficiências primárias é sempre indicado para a realização de exames complementares e condutas terapêuticas, que costumam ser de difícil acesso.

Imunopatologia

- O risco de infecção depende da gravidade da neutropenia: baixo (> 1.000 neutrófilos/mm^3) moderado (500 < 1.000 neutrófilos/mm^3) e alto (> 500 neutrófilos/mm^3).
- Podem ser observadas infecções fúngicas e bacterianas recorrentes nas diferentes formas de neutropenia.
- Lesões bucais são comuns, como: estomatites, gengivite e candidíase.
- Os principais micro-organismos causadores de infecções recorrentes são: *Staphylococcus aureus*, *S. epidermitis*, *Streptococcus spp.*, *Enterococcus spp.*, *Pseudomonas aeruginosa*, bacilos gram-negativos, *Candida albicans* e *Aspergilluss spp*.
- A NCG pode ser esporádica ou ter herança de padrão autossômico dominante.
- As mutações ELA2 causam neutropenia cíclica, com oscilações na contagem de neutrófilos que a cada 21 dias, em média, alcança níveis muito baixos.
- Na NCG, mutações no gene ELA2 acarretam risco aumentado de mielodisplasia e leucemia mieloide.
- O aumento do número de monócitos no sangue (monocitose compensatória) está associada a maior resistência a infecções em portadores das diversas formas de neutropenia congênita.

Diagnóstico

- Histórico clínico compatível.
- Presença de infecções recorrentes na pele, mucosas, sistema respiratório, sistema digestivo e trato geniturinário caracterizam as diferentes formas de neutropenia.
- A neutropenia é confirmada pela realização de hemogramas (leucogramas com avaliação do número de segmentados e/ou neutrófilos).
- São necessários três exames por semana durante 6 semanas para a investigação de neutropenia cíclica.
- Nos casos de neutropenia cíclica, a redução é, em geral, observada a cada 21 dias.

- Neutropenia permanente, observada na NCG, é constatada se a contagem de neutrófilos estiver diminuída em todas as amostras.
- Na NCG, a genotipagem é essencial para diferenciar as diferentes apresentações clínicas e síndromes associadas, como:
  - Síndrome de Kostmann – neutropenia congênita grave autossômica recessiva ou agranulocitose genética infantil. Ocorre mutação no gene *HAX1*. Alguns portadores apresentam alterações cognitivas e neurológicas.
  - Síndrome de Barth – miopatia cardioesquelética com neutropenia e anormalidade mitocondrial é uma enfermidade ligada ao cromossomo X, com mutação no gene *TAZ* (cromossomo Xq28).
  - Síndrome de Cohen – herança autossômica recessiva, com mutação do gene VPS13B, localizado no cromossomo 8q22-q23. Nessa síndrome, podemos constatar: microencefalia, anormalidades faciais, prolapso de valva mitral, hipotonia, obesidade do tronco, hiperextensão de ligamentos, refluxo gastroesofágico e hérnia de hiato.

Tratamento

- Controle e prevenção de infecções com o uso profilático de antibióticos.
- A profilaxia consiste no uso de antibióticos de amplo espectro (em geral, sulfametazol/trimetropina 50 mg/kg/dia). (II-2A)
- Imunoprofilaxia: podem ser utilizadas vacinas contendo vírus vivos atenuados, sendo recomendado o uso de vacinas contra influenza e pneumococos. (II-2A)
- A administração de BCG é contraindicada. (II-2A)
- Administração de fator estimulador de colônia de granulócitos recombinante humano (rHUG-CSF), promovendo a elevação do número de granulócitos, é indicada nas diferentes formas de neutropenia congênita. (II-2A)
- Pacientes com neutropenia cíclica durante os surtos de neutropenia e infecções associadas podem ser tratados com antibióticos e/ou administração de imunoglobulina intravenosa. (II-2A)
- Em casos graves de neutropenia cíclica não responsivos à terapia com rHUG-CSF, é indicado o transplante de medula óssea. (II-2A)
- O uso de concentrado de granulócitos é restrito a casos de celulite ou infecções bacterianas e fúngicas não responsivas ao tratamento. (II-2A)

Doença granulomatosa crônica (DGC)

Considerações gerais

- Principal defeito observado em neutrófilos.

- Herança pode ser ligada ao X ou autossômica recessiva.
- Ocorre também alterações na lise bacteriana intracelular por macrófagos.

Imunopatologia

- Deficiência no processo de lise intracelular de bactérias em macrófagos e neutrófilos em decorrência da produção comprometida de radicais de oxigênio, peróxido e superóxido.
- O mecanismo oxidativo em neutrófilos e macrófagos é deficiente.

Diagnóstico

Histórico e exame físico

- Micro-organismos catalase-positivos, como *Aspergillus*, *Staphylococcus aureus* e *Nocardia*, são os principais agentes de doenças infecciosas em pacientes com DGC.
- Histórico de abcessos, processos inflamatórios granulomatosos e osteomielite.
- Abcesso hepático pode ser observado com a apresentação inicial.
- Em crianças com DGC, abcesso hepático sem isolamento de micro-organismo é indicativo de DGC.

Exames complementares

- O teste do NBT positivo sugere DGC (nitroblue tetrazolium diminuído). O NBT pode ser negativo em alguns casos.
- A citometria de fluxo para di-hidroxirodamina (teste DHR) é o principal exame complementar na investigação diagnóstica.

Conduta terapêutica

- Profilaxia com antimicrobianos e corticoterapia no tratamento das complicações clínicas. (II-2A)
- Principal esquema terapêutico profilático – sulfametoxazol-trimetoprim e itraconazol. (II-2A)
- O itraconazol é utilizado na profilaxia da infecção por *Aspergillus*. (II-2A)
- Administração profilática de baixa dose de IFN-γ. (II-2A)
- Em infecções agudas graves, antibioticoterapia intravenosa pode ser associada à administração de IFN-γ. (II-2A)
- Terapêutica de escolha: transplante de medula óssea ou de células-tronco hematopoiéticas. (II-2A)

Alterações no eixo IL-12/IFN-δ

Considerações gerais

- Aumento da susceptibilidade de infecções micobacterianas.
- Histórico de infecções por BCG e outras micobactérias de baixa virulência.
- Histórico de infecções por salmonela.

Imunopatologia

- Padrões de herança: autossômica dominante, autossômica recessiva e ligada ao X.
- Mutações no gene que codifica o receptor tipo I para IFN-γ (IFNGR1 situado no *locus* gênico 5q23-24).
- Mutações no gene que codifica o receptor tipo II para IFN-γ (IFNGR2 situado no *locus* gênico 21q22.1-22.2).
- Mutações no gene STAT1 (gene de tradução de sinal e fator de transição 1).
- Mutação no gene IL-12RB1, o que causa deficiência de IL-12 β1.
- Mutação no gene GATA 2, o que causa deficiência de monócitos (monocitopenia).
- Presença de autoanticorpos contra IFN-γ.

Diagnóstico

Histórico e exame físico

- Histórico clínico compatível.
- Infecções por micro-organismos de baixa virulência.
- Infecções por micobactérias.

Exames complementares

- Radiografia do tórax.
- Tomografia computadorizada dos seios da face.
- Dosagem de imunoglobulinas normal.
- A citometria de fluxo pode identificar deficiência de receptor para IFN-γ e para IL-12.
- Imunoglobulinas podem ser normais ou elevadas.
- Monocitopenia, diminuição de linfócitos B (CD19+) e células NK (CD16+/CD56+).

Conduta terapêutica

- IFN-γ em altas doses pode contribuir para o controle clínico. (II-2A)
- Tratamento convencional para infecções por micobactérias. (II-2A)

■ Deficiência de adesão leucocitária (LAD)

Considerações gerais

- Doença rara.
- Infecções cutâneas, pneumonias, úlceras e fístulas perianais.
- Em geral, o óbito ocorre no primeiro ano de vida em casos graves.
- Atraso na queda do coto do cordão umbilical.
- A apresentação clínica depende do fenótipo determinado pelas alterações genéticas (LAD1, LAD2 e LAD3).

Imunopatologia

- LAD 1: deficiência da cadeia beta da molécula LFA1 (molécula de adesão leucocitária 1).
- LAD 2: causada por defeito no metabolismo da fucose, causando ausência da molécula ligante Syalyl-Lewis em fagócitos.
- LAD 3: mutação no gene da molécula Kinlin 3, necessária para a adesão do leucócito no endotélio, mediada pela integrina.

Diagnóstico

Histórico e exame físico

- Histórico clínico compatível.
- Periodontite em crianças e adolescentes.
- Ausência de pus nos locais infecciosos.
- Dificuldade de cicatrização de feridas.
- Pneumonias.
- Infecções cutâneas.

Exames complementares

- Citometria de fluxo revela diminuição ou ausência das moléculas de adesão de leucócitos.
- Pode ser observada neutrofilia no sangue periférico, com a contagem de neutrófilos podendo chegar em 150.000.

Conduta terapêutica

- Antibioticoterapia (II-2A).
- Transplante de medula óssea ou de células-tronco hematopoiéticas em quadros graves de LAD 1 e LAD 3 (II-2A).
- LAD 2 é tratada com altas doses de fucose via oral, apresentando bons resultados em alguns pacientes (II-2A).

Deficiências do sistema complemento

Deficiências de componentes do sistema complemento

Considerações gerais

- Deficiência genética de praticamente todos os componentes do sistema complemento tem sido relatada.
- As deficiências da via clássica do sistema complemento (C1r, C1s, C2 e C4) apresentam menor susceptibilidade a infecções do que as deficiências da via alternativa.
- As deficiências da via clássica aumentam as chances de desenvolvimento de infecções por bactérias encapsuladas.
- A deficiência de properdina é associada ao padrão de herança ligada ao X.
- As deficiências de C4, C2 e fatores B também possuem caráter hereditário, sendo essas proteínas codificadas por genes do complexo principal de histocompatibilidade (MHC) no braço curto do cromossomo 6.
- Pacientes com deficiência de C2 e/ou C4 possuem incidência aumentada de urticária e vasculites.
- Deficiências de C5, C6, C7 ou C8 podem estar presentes em indivíduos com ou sem manifestações clínicas (infecções recorrentes e doenças autoimunes).
- A deficiência mais observada é a deficiência de C2.
- A deficiência de C2 pode ser observada em pessoas clinicamente normais ou com histórico de infecções recorrentes graves, como meningite, septicemia e osteomielite.

Diagnóstico

- Histórico clínico compatível com a presença de infecções por bactérias encapsuladas.
- Associação a doenças autoimunes.
- Determinação do complemento hemolítico total (CH50 ou CH100), que pode estar muito diminuído ou não detectável, é o procedimento inicial para diagnóstico.
- Dosagem dos componentes do complemento individualmente.

Conduta terapêutica

- Não existe tratamento específico. (II-2A)

- Os componentes do sistema complemento não podem ser repostos no organismo. (II-2A)
- Profilaxia com antibióticos é indicada (adultos: penicilina 500 mg VO, 2×/dia ou eritromicina 250 mg VO 2×/dia). (II-2A)
- Tratamento das infecções agudas. (II-2A)
- Tratamento das doenças autoimunes. (II-2A)

Imunodeficiência predominantemente de anticorpos

Deficiência de IgA

Considerações gerais
- Tipo de imunodeficiência primária mais comum.
- Incidência de 1 em 400-800 indivíduos.
- Causa desconhecida.
- Ocorre em pacientes com imunodeficiência combinada grave (SCID) em 50% dos casos.

Imunopatologia
- Carga genética – ligada ao MHC A1, B8, DR3, C4Qo.
- Raramente decorrente de deleção de genes.
- IgG e IgM podem substituir como imunoglobulinas secretórias.
- Associada ao uso de drogas, como, por exemplo, fenitoína e penicilamina.
- Reações transfusionais devido à presença de anticorpos anti-IgA (raro – 1 em 15.000.000).
- Aumento da incidência de tumores malignos, sobretudo linfomas e adenocarcinoma gástrico.

Diagnóstico

Histórico e exame físico
- Maioria das vezes assintomática.
- Aumento da incidência de doenças alérgicas.
- Presença de associação à alergia alimentar é um achado comum.
- Aumento da incidência de doenças do tecido conjuntivo – artrite reumatoide, LES.
- Aumento da incidência de doença celíaca, anemia perniciosa e doenças autoimunes.

Exames complementares

- Ausência total de IgA.
- Pode apresentar anticorpos IgM e IgG anti-IgA.
- IgA < 0,05 g/L. Níveis de IgG e IgM podem ser normais.
- IgG2 e IgG4 podem estar diminuídas.
- Função de células T normal.
- Pode ocorrer aumento da IgE em pacientes com atopia.

Conduta terapêutica

- Tratamento das doenças apresentadas. (II-2A)
- Reposição de imunoglobulina em casos de infecções recorrentes. (II-2A)
- Evitar vacinas com agentes vivos, como: antipoliomielite, BCG e sarampo. (II-2A)
- Acompanhamento clínico e laboratorial periódico. (II-2A)

◼ Hipogamaglobulinemia transitória da infância

Considerações gerais

- Comum em famílias com outros tipos de imunodeficiência humoral.
- Excluir hipogamaglobulinemia por prematuridade.
- Presença de infecções bacterianas respiratórias recorrentes.

Imunopatologia

- Atraso na produção de Igs, prolongando o período fisiológico por até 6 meses.

Diagnóstico

Histórico e exame físico

- Infecções bacterianas do trato respiratório superior e inferior, ocorrendo após os 6 meses de vida, podendo permanecer as recorrências por até 36 meses.
- Neutropenia transitória e trombocitopenia podem ser observadas.
- Resposta vacinal normal ou reduzida.

Exames complementares

- Número de linfócitos B (CD19+) normal.
- IgG e IgA baixas para a idade.
- IgM geralmente normal.
- IgG reduzida em mais de um exame.

Conduta terapêutica

- Casos leves – profilaxia antibiótica é recomendada. (II-2A)
- Casos graves – emprego de imunoglobulina (Ig IV ou Ig SC). (II-2A)
- Imunoglobulina intravenosa 200 a 600 mg/kg/mês com intervalos de duas a três semanas. (II-2A)
- Imunoglobulina subcutânea semanalmente é uma alternativa. (II-2A)
- Todos os casos têm recuperação espontânea. (II-2A)
- Avaliação periódica de 6 em 6 meses. (II-2A)

Deficiência de subclasses de IgG

Considerações gerais

- Pode ocorrer em todas as idades, similar ao observado na SCID.
- Infecções recorrentes, sobretudo nos casos de deficiência de IgG2 e IgG4.

Imunopatologia

- Etiologia desconhecida.

Diagnóstico

Histórico e exame físico

- Pode ocorrer deficiência de subclasses de IgG e o paciente não apresentar sinais e sintomas clínicos.
- Deficiência de IgG4 sozinha pode também estar associada à bronquiectasia.
- Asma e sinusite em geral ocorrem em pacientes com deficiência de IgG3.

Exames complementares

- Diagnóstico – dosagem de Igs em mais de uma ocasião.

Conduta terapêutica

- Tratamento sintomático. (II-2A)
- Imunoglobulina intravenosa 200 a 600 mg/kg/mês, com intervalos de duas a três semanas quando infecções não forem controladas. (II-2A)
- Na deficiência de IgG3 em pacientes com asma e sinusite, a administração de imunoglobulina pode ser uma alternativa útil de tratamento. (II-2A)
- Imunoglobulina subcutânea semanalmente pode ser uma alternativa. (II-2A)
- Vacinação antipneumocócica conjugada é recomendada. (II-2A)

Agamaglobulinemia ligada ao X

Considerações gerais

- Primeira imunodeficiência descrita – 1952.
- Incidência – 1 em 100.000-200.000.
- Alterações leves podem ocorrer, limitando o desenvolvimento das células B.
- Redução de linfócitos B (CD19+) no sangue periférico.
- Neutropenia é uma manifestação inicial comum.
- Infecções bacterianas recorrentes em meninos com histórico familiar.
- Histórico familiar da doença pode ser ausente (mais comum).

Imunopatologia

- Doença genética causada pela mutação do gene BTK no cromossomo X (recessiva ligada ao X).
- O gene BTK codifica a tirosina quinase, que participa da maturação de células B.
- O gene é localizado no *locus* Xq21.3-22.
- Todas as imunoglobulinas estão ausentes ou em níveis muito baixos.
- Ocasionalmente, mulheres podem ser comprometidas.

Diagnóstico

Histórico e exame físico

- Histórico familiar pode estar ausente, pois novas mutações podem ocorrer.
- Em geral, inicia-se após os 6 meses de idade, quando os anticorpos maternos não estão mais disponíveis.
- Presença de infecções recorrentes de pulmões e ouvidos (pneumonias, otites, sinusites).
- Infecções mais comuns: *Haemophilus influenzae* (IVAS, meningite); pneumococos (IVAS, meningite); estafilococos (sepse, artrite); infecções intestinais – *Giardia sp., Salmonella sp.*
- Raramente apresentam infecções por *Pneumocystis carinii*.
- Achado comum de bronquiectasias e sinusites.
- Meningoencefalite crônica.
- Histórico de diarreia crônica.
- Artrite séptica (*Mycoplasma sp.*).
- Aumento do risco de câncer (pulmões, colorretal e estômago).

Exames complementares

- Agamaglobulinemia forma completa (grave): linfócitos B ausentes ou em pequeno número; ausência da proteína BTK; ausência de tonsilas; número e funções dos linfócitos T e células NK estão normais.

- Agamaglobulinemia forma incompleta (leve): o número de linfócitos B (CD19+) pode ser diminuído ou normal; níveis de imunoglobulinas no sangue variáveis; anticorpos antipolissacarídeos em número diminuído ou ausente.

Conduta terapêutica

- Imunoglobulina intravenosa 200 a 600 mg/kg/mês com intervalos de duas a três semanas. (II-2A)
- Imunoglobulina subcutânea semanalmente é uma alternativa. (II-2A)
- Tratamento das doenças associadas. (II-2A)
- Antibioticoterapia profilática – azitromicina três vezes/semana. Carbocisteína quando há bronquiectasia. (II-2A)
- Não utilizar vacina antivírus da poliomielite – risco de paralisia. (II-2A)

Deficiência específica de anticorpos antipolissacarídeos

Considerações gerais

- Não tem relação com deficiência de subclasse de IgG.
- Presença de infecções do trato respiratório superior e inferior.

Imunopatologia

- Deficiência específica de anticorpos antipolissacarídeos e outros antígenos proteicos (HBsAg).
- Infecções recorrentes, com níveis de Igs e subclasses normais.

Diagnóstico

Histórico e exame físico

- Aumento da incidência de infecções por hemófilos e pneumococos.
- 5% dos indivíduos não respondem às três doses da vacina antivírus da hepatite B, não ficando imunizados.
- 1 a 2% não ficam imunizados, mesmo com a quarta dose da vacina contra hepatite B.
- Em crianças menores, pode haver melhora clínica espontânea.
- Pode ocorrer deficiência de subclasses de IgG e o paciente não apresentar sinais e sintomas clínicos.

Exames complementares

- Diagnóstico laboratorial – dosagem de Igs em mais de uma ocasião.

- Baixa titulação de anticorpos para micro-organismos capsulados – sobretudo para antígenos polissacarídeos (pneumovax II).
- Número de linfócitos T (CD3+) e linfócitos B (CD19+) normais.

Conduta terapêutica

- Antibioticoterapia profilática – azitromicina 250 a 500 mg, 3 vezes/semana. (II-2A)
- Imunoglobulina intravenosa 200 a 600 mg/kg/mês com intervalos de 2 a 3 semanas. (II-2A)
- Imunoglobulina subcutânea semanalmente é uma alternativa. (II-2A)

■ Síndrome de hiper-IgM

Considerações gerais

- Diagnóstico diferencial com SCID e HIV.
- Pode apresentar níveis normais ou elevados de IgM, com IgG e IgA baixas.
- Sintomas iniciam nos dois primeiros anos de vida.
- A identificação genética é possível.

Imunopatologia

- Doença ligada ao cromossomo X.
- Deficiência do CD40-ligante (CD-154) nos linfócitos T (gene localizado no Xq26-26) necessária à mudança de classe de Igs nos linfócitos B.
- O CD40 é também expressado nos monócitos e macrófagos, e a interação com CD40 ligante é necessária ao processo de apresentação do antígeno.
- A função de linfócitos T pode ser normal ou alterada.

Diagnóstico

Histórico e exame físico

- Infecções bacterianas recorrentes.
- Pneumonia por *Pneumocystis carinii*.
- Em geral, ocorre neutropenia e trombocitopenia.
- IgM e IgD costumam estar elevadas, com IgG e IgA baixas.
- Variantes leves são compatíveis com poucos sinais clínicos e sobrevivência até a vida adulta.
- Alguns pacientes podem ter imunidade celular alterada – pneumonia por *Pneumocystis carinii*, toxoplasmose do SNC.
- Doenças autoimunes, como trombocitopenia e neutropenia.

- Neoplasias hepáticas e hematológicas.
- Prognóstico em longo prazo é ruim caso não seja realizado transplante de medula óssea.

Exames complementares

- Dosagem de imunoglobulinas.
- Citometria de fluxo.

Conduta terapêutica

- IV Ig/Sc Ig iniciado o mais cedo possível. A IgM retorna ao normal com terapêutica adequada. (II-2A)
- Imunoglobulina intravenosa 200 a 600 mg/kg/mês com intervalos de 2 a 3 semanas. (II-2A)
- Imunoglobulina subcutânea semanalmente é uma alternativa. (II-2A)
- Antibioticoterapia no tratamento das infecções. (II-2A)
- Toda a água (natural ou engarrafada) deve ser fervida (*Cryptosporidium sp.*). (II-2A)
- Transplante de medula óssea é o tratamento de escolha quando diagnóstico é precoce e existem doadores compatíveis. (II-2A)

Imunodeficiência comum variável

Considerações gerais

- Incidência de um caso em 25.000-66.000 indivíduos.
- Etiologia desconhecida.
- Observada em todas as idades.
- Hipótese sugere fator ambiental em indivíduos susceptíveis.
- Aumenta em 40 vezes o risco de desenvolvimento de linfoma.
- Associação a doenças autoimunes: hipotireoidismo, vitiligo, diabete.
- Aumento do risco de câncer de estômago não relacionado com o *Helicobacter pylori*.
- Presença de anemia e trombocitopenia.

Classificação – *Euro Class Trial* (citometria de fluxo)

- Linfócitos B (CD19+) < 1%.
- Linfócitos B (CD19+) < 2%.
- Expansão de linfócitos B CD 21 com hepatoesplenomegalia e doença linfoproliferativa.
- Redução de células Treg, com aumento de incidência de doenças autoimunes.

Imunopatologia

- Carga genética – ligada ao MHC A1, B8, DR3, C4Qo e ao polimorfismo do gene TNF-α.
- Pode apresentar histórico familiar de outro tipo de imunodeficiência, sobretudo IgA e deficiência de subclasses de IgG em mais de 50% dos casos.
- Alguns pacientes apresentam mutações nos genes TACI e BAFF-R.
- Gene TACI expresso em células B – associado a trombocitopenia, hipotireoidismo, esplenomegalia, linfoma e doenças autoimunes.
- Gene BAFF-R – associado à redução de células B maduras. Presença de hipogamaglobulinemia.

Diagnóstico

Histórico e exame físico

- Diagnóstico de exclusão é uma importante ferramenta para identificar casos da doença.
- A SCID possui fenótipo e alterações imunológicas heterogêneas.
- Presença de infecções recorrentes bacterianas.
- Bronquiectasia.
- Sinusite crônica.
- Má absorção (doença celíaca).
- Doença granulomatosa (pulmões, fígado, rins, pele, linfonodos).
- Pode ocorrer em todas as idades. Entretanto, o pico de manifestação é na infância e em adultos jovens.
- Pode se apresentar como alteração autoimune, como: trombocitopenia, anemia hemolítica, diabete, vitiligo, doença da tireoide, alopecia.
- As doenças autoimunes podem preceder o diagnóstico de infecções recorrentes.
- Resposta fraca à imunização.
- Número de linfócitos B normal ou diminuído. No sexo masculino, pode ocorrer tardiamente (herança ligada ao X).
- Hiperplasia linfoide nodular de Bowel (hiperplasia policlonal de placas de Peyer) – causa desconhecida, sendo, provavelmente, pré-maligna.
- Doença granulomatosa com linfadenopatia e hepatoesplenomegalia envolvendo pulmões nas formas graves (clínica semelhante a sarcoidose) – 25% dos casos.
- Em casos mais graves, podem ocorrer infecções oportunistas.
- Quando há esplenomegalia, pode ser difícil excluir linfoma.
- Presença de timomas.

Exames complementares

- Níveis de imunoglobulinas variáveis.
- Linfopenia afetando principalmente CD4+ células T (CD45RA+ – *naïve cells* em particular).
- Número de linfócitos T CD4+ diminuído.
- Número e função de células NK (CD56+ ou CD16+) diminuído.
- Nível de IgG pode estar pouco reduzido.
- IgM pode ser normal, ao contrário do que ocorre nos linfomas, em que a IgM é a primeira a cair.

Conduta terapêutica

- Imunoglobulina intravenosa 200 a 600 mg/kg/mês com intervalos de 2 a 3 semanas. (II-2A)
- Imunoglobulina subcutânea semanalmente é uma alternativa. (II-2A)
- Antibioticoterapia profilática – azitromicina 250 a 500 mg, 3 vezes por semana. Carbocisteína quando há bronquiectasia. (II-2A)
- Tratamento das complicações clínicas – por exemplo, doença granulomatosa. (II-2A)

Síndrome de hiper-IgE (Síndrome de JOB)

Considerações gerais

- Desregulação na função de linfócitos T e B com níveis de IgE muito altos.
- Defeito na atividade de neutrófilos.
- Incidência 1/1.000.000.

Imunopatologia

- Doença autossômica dominante.
- Mutações no DNA ligando ao domínio de tradução e ativação de sinais – STAT 3.
- Herança autossômica recessiva também pode ocorrer, em decorrência de mutações nos genes da tirosina quinase 2 (TYK 2).
- Alteração da produção de IFN-γ, IL-12, IL-17 e IL-8.
- Ambas as mutações de STAT 3 e TYK 2 provocam alteração da resposta Th17.

Diagnóstico

Histórico e exame físico

- Eczema típico.

- Eosinofilia pode estar presente, sobretudo durante infecções.
- Alterações dentárias e ósseas podem ocorrer.
- Atraso na erupção dentária e retenção de dentes permanentes (doença autossômica dominante).
- Pneumonia.
- Candidíase.
- Osteopenia devido à função osteoclástica alterada, levando a fraturas recorrentes.
- Infecções micobacterianas, com exceção de tuberculose, observadas na deficiência de STAT 3.
- Abcessos cutâneos.
- Estafilococos e hemófilos são os principais agentes infecciosos.

Exames complementares

- Dosagem de imunoglobulinas.
- Níveis altos de IgE sérica (> 2.000 UI/mL).
- Citometria de fluxo.

Conduta terapêutica

- Imunoglobulina intravenosa 200 a 600 mg/kg/mês com intervalos de 2 a 3 semanas. (II-2A)
- Imunoglobulina subcutânea semanalmente é uma alternativa. (II-2A)
- Tratamento das infecções. (II-2A)
- Omalizumabe (anticorpo anti-IgE) – off label. (III-B)
- Transplante de células-tronco tem sido tentado em alguns casos, com sucesso. (II-2A)

Imunodeficiências combinadas de linfócitos T e B

Imunodeficiência combinada grave (SCID)

Considerações gerais

- Incidência de 1 caso em 50.000 nascimentos.
- Infecções precoces – virais, fúngicas e bacterianas.
- Infecções oportunistas, sendo a candidíase a mais frequente.
- Vacinas de organismos vivos são contraindicadas (BCG, poliomielite via oral).
- Linfopenia – contagem absoluta de linfócitos < 2× 10^9/L.

Imunopatologia

- Há comprometimento da resposta imune mediada por células T e da resposta imune mediada por células B (humoral).
- As células B podem estar presentes, mas na ausência de células T, elas não respondem com eficiência aos estímulos antigênicos.
- Na citometria de fluxo, o achado mais comum é de ausência ou baixa contagem de linfócitos T (CD3+) com linfócitos B (CD19+) ausentes ou com contagem normal.
- Pacientes com SCID, com número de células B normal, não produzem imuno-globulinas específicas de maneira adequada por ausência da modulação efetiva das células T no processo de produção de anticorpos.
- SCID com herança ligada ao X.
- Anormalidades nos genes Janus Kinase 3 (jak-3) que participam do processo de modulação das citocinas IL-7Ra.
- Deficiência de RAG1/RAG2, alterando a recombinação dos genes VDJ e, em consequência, há síntese de imunoglobulinas.
- Ocorrem alterações no metabolismo das purinas, com deficiência de adenosi-na de aminase (ADA), proporcionando acúmulo intracelular das moléculas de adenosina.

Diagnóstico

Histórico e exame físico

- O diagnóstico depende da correlação clínica e achados laboratoriais.
- A baixa contagem de linfócitos em bebês com menos de 6 meses e com histó-rico clínico de infecções recidivantes é altamente sugestiva de diagnóstico de SCID.
- As infecções precoces são comuns logo após o nascimento.
- Ausência de linfonodos e tonsilas.
- Em caso de suspeita diagnóstica, o bebê deve ser encaminhado para centros de referência em imunodeficiências para continuação da investigação e início precoce do manejo terapêutico.
- Bacterianas: pneumonia, otite média e sepse.
- Viroses persistentes: enteroviroses, CMV, parainfluenza e rotavírus.
- Infecções oportunistas: candidíase, aspergilose e pneumonia por *Pneumocystis carinii*.
- Diarreia crônica (síndrome de Ommenn).
- Presença de *rash* cutâneo.
- Anormalidades ósseas.

- Hepatoesplenomegalia (BCGite, doença do enxerto *versus* hospedeiro por enxerto materno fetal ou transfusões sanguíneas, síndrome de Ommenn).
- Ocorre retardo de crescimento e do ganho de peso.

Exames complementares

- A linfopenia (linfócitos totais < 2.000 linfócitos) é a principal marca laboratorial da SCID.
- Contagem de subpopulações de linfócitos por citometria de fluxo (linfócito T – CD3+, linfócito B – CD19+, linfócito T CD4+, linfócito T CD8+, célula NK CD16+/CD56+).
- Dosagem de imunoglobulinas – IgG, IgM, IgA e IgE.
- Pode ocorrer eosinofilia.
- Caso a suspeita diagnóstica aconteça nas primeiras semanas de vida, anticorpos maternos ainda podem estar presentes.
- Avaliação da proliferação de linfócitos T.
- Avaliação da função de células NK.
- Estudos genéticos.
- Tipagem de HLA como parte de exames necessários à realização de transplante de medula óssea.
- Avaliação bioquímica: investigação da deficiência de ADA.

Conduta terapêutica

- Prevenção de infecções – isolamento pode ser indicado. (II-2A)
- Controle microbiológico rigoroso. (II-2A)
- Não administrar vacinas com micro-organismos vivos. (II-2A)
- O tratamento precoce em centros de referência aumenta as chances de sobrevida e o sucesso de tratamento. (II-2A)
- Suporte nutricional enteral ou parenteral é essencial. (II-2A)
- Início precoce da administração de imunoglobulina intravenosa. (II-2A)
- Imunoglobulina intravenosa 200 a 600 mg/kg/mês com intervalos de 2 a 3 semanas. (II-2A)
- Emprego de polietileno glicol ADA bovina modificada (PEG-ADA), mesmo temporariamente, até a análise bioquímica para ADA ser realizada. (II-2A)
- Transplante de medula óssea. (II-2A)
- Transplante de células-tronco hematopoiéticas. (II-2A)
- Sobrevivência > que 80% quando o diagnóstico é precoce e há sucesso no controle de infecções e transplante de medula óssea ou de células-tronco hematopoiéticas. (II-2A)

Linfopenia idiopática de células T4 CD4+

Considerações gerais

- Descrita inicialmente como quadro de imunodeficiência, é representada por quadro de infecções oportunistas semelhante ao observado na AIDS, em pacientes sem evidência de infecção pelo HIV.
- Poucos casos descritos na literatura.

Imunopatologia

- Etiologia desconhecida.
- Casos têm sido descritos apresentando expressão deficiente do receptor de quimiocina CXCR4.

Diagnóstico

Histórico e exame físico

- Histórico de infecções oportunistas (infecções por micobactérias, pneumonia por *Pneumocystis carinii*, candidíase, infecção pelo HPV).
- Incidência aumentada em usuários de drogas injetáveis por via intravenosa e em hemofílicos.
- Pode ocorrer em crianças.
- Infecções bacterianas incomuns, podendo ocorrer sepse.
- Aumento da incidência de linfomas e doenças autoimunes.

Exames complementares

- Dosagem de imunoglobulinas.
- Citometria de fluxo com contagem diferencial de linfócitos.
- Redução de linfócitos T CD4+ observada em mais de uma ocasião.
- Contagem de linfócitos T CD8+ pode estar diminuída, configurando pior prognóstico.
- Número de linfócitos B (CD19+) pode estar diminuído.
- Redução de células T virgens (*naïve*) CD45RA+.
- Diminuição da expressão de CD127.

Conduta terapêutica

- Terapêutica cardíaca adequada está associada à melhora do prognóstico. (II-2A)
- Tratamento do hipoparatireoidismo. (II-2A)
- Acompanhamento das doenças autoimunes (diagnóstico precoce). (II-2A)
- Profilaxia antibiótica. (II-2A)

- Imunoglobulina intravenosa quando houver deficiência de imunoglobulinas. (II-2A)
- A segurança da vacinação com organismos vivos não é bem estabelecida, mas pode ser considerada dependendo do número de linfócitos CD8+ ($> 0,3 \times 10^9$) e CD4+ ($> 0,5 \times 10^9$). (II-2A)

Síndromes de imunodeficiência

Síndrome de Di George

Considerações gerais

- Variabilidade dos níveis de imunodeficiência.
- Redução das células T.
- Formas graves podem simular SCID com ausência de linfócitos T.
- Com o aumento da idade, ocorre melhora da resposta imune por causa do desenvolvimento de linfócitos T fora do timo.
- Imunidade mediada por anticorpos (humoral) pode não ser alterada.
- Níveis de imunoglobulinas normais ou reduzidos.
- Nos casos graves (ausência do timo), está associada a infecções graves e morte precoce.

Imunopatologia

- Há deleção ou microdeleções do complexo 22q11.
- Caracterizada por defeitos de desenvolvimento associados à deleção do complexo 22q11.
- CATCH-22 síndrome, representada por anormalidades cardíacas, anormalidade facial, hipoplasia do timo, fenda palatina, hipocalcemia.
- CHARGE síndrome, representada por coloboma, defeitos cardíacos, atresia das coanas, retardo de crescimento e desenvolvimento, hipoplasia genital, distúrbio de audição.
- Desenvolvimento anormal das estruturas derivadas do arco braquial, como coração, paratireoides e timo.
- Atraso no desenvolvimento.
- Aumento do risco de desenvolvimento de doenças autoimunes e linfoma de células B.
- Hipoplasia ou ausência do timo confere o desenvolvimento de formas mais graves.

Diagnóstico
Histórico e exame físico
- Anormalidades cardíacas: tetralogia de Fallot, defeitos no arco aórtico.
- Hipocalcemia devido ao desenvolvimento anômalo das glândulas paratireoides.
- Hipoparatireoidismo.
- Deficiência de IgA associada à autoimunidade (vitiligo, psoríase, diabete).
- Anomalias faciais, como fenda palatina, implantação baixa das orelhas, morfologia bucal semelhante a uma boca de peixe.
- Infecções oportunistas são raramente encontradas.
- Infecções: pneumonias, osteomielite, infecções cutâneas (verrugas), IVAS.

Exames complementares
- Dosagem de imunoglobulinas.
- Citometria de fluxo – contagem de linfócitos CD3+, CD4+, CD8+ e CD19+.

Conduta terapêutica
- Terapêutica cardíaca adequada está associada à melhora do prognóstico. (II-2A)
- Tratamento do hipoparatireoidismo. (II-2A)
- Acompanhamento das doenças autoimunes.
- Diagnóstico precoce. (II-2A)
- Profilaxia antibiótica. (II-2A)
- Imunoglobulina intravenosa quando existir deficiência de imunoglobulinas. (II-2A)
- A segurança da vacinação com organismos vivos não é bem estabelecida, mas pode ser considerada, dependendo do número de linfócitos CD8+ ($> 0,3 \times 10^9$) e CD4+ ($> 0,5 \times 10^9$). (II-2A)

Síndrome de Wiskott-Aldrich

Considerações gerais
- Sinonímias: trombocitopenia ligada ao cromossomo X, neutropenia ligada ao cromossomo X.
- Doença ligada ao X com gene localizado no Xp11.23, codificando a proteína *Wiskott-Aldrich associated protein* (WASP).
- Em geral, há histórico familiar.
- Podem existir portadoras com sintomatologia.
- Presença de trombocitopenia com plaquetas pequenas.

Imunopatologia

- A WASP participa da sinalização dos processos de apoptose e fagocitose.
- O gene Xp11.23 também está associado à presença de trombocitopenia.
- Observa-se uma progressiva redução de linfócitos T.
- Redução dos níveis de IgM e IgA.
- Níveis de IgG normais ou elevados.
- Níveis de IgE elevados.

Diagnóstico

Histórico e exame físico

- Histórico de hemorragia devido à trombocitopenia.
- Eczema em meninos durante a infância com distribuição diferente da dermatite atópica.
- Deficiência imunológica variável.
- A variável leve pode apresentar apenas trombocitopenia com ausência de eczema e imunodeficiência.
- A deficiência imunológica é progressiva nos casos graves.
- Associação com doenças autoimunes: glomerulonefrites autoimunes, vasculites.
- Molusco contagioso e vírus do herpes simples (HSV) podem coexistir com o eczema.
- Alergia alimentar a múltiplos alimentos pode ser observada.
- A forma grave está associada ao desenvolvimento precoce de linfomas e mortalidade resultante de infecções.
- As formas moderadas da doença são compatíveis com a sobrevivência até a vida adulta.
- O óbito costuma ocorrer devido a infecções e hemorragias intracranianas.
- Em adolescentes e adultos jovens, os óbitos estão fortemente associados a neoplasias malignas do sistema hematolinfopoiético.

Exames complementares

- Trombocitopenia com plaquetas pequenas.
- Identificação de ausência ou baixos níveis da proteína WASP.
- Análise da mutação genética.
- Diagnóstico pré-natal é possível.

Conduta terapêutica

- Imunoglobulina intravenosa deve ser utilizada em pacientes com infecções bacterianas recorrentes. (II-2A)
- Esplenectomia pode ser indicada para controlar trombocitopenia. (II-2A)

- Antibioticoterapia profilática pode ser considerada. (II-2A)
- Profilaxia com aciclovir para HSV. (II-2A)
- Evitar transfusões sanguíneas, a menos que seja essencial para o controle de hemorragia. (II-2A)
- Evitar o emprego de aspirina e outros fármacos anticoagulantes. (II-2A)
- Rituximab pode ser empregado para o tratamento de doenças autoimunes. (II-2A)
- Tratamento do eczema. (II-2A)
- Em crianças menores de 5 anos, é indicado o transplante de medula óssea ou transplante de células-tronco hematopoiéticas. (II-2A)
- Em adultos, os resultados do transplante de medula óssea ou transplante de células-tronco hematopoiéticas não estão bem estabelecidos. (II-2A)

Síndrome de Chediak-Higashi

Considerações gerais

- Síndrome rara, caracterizada por albinismo oculocutâneo parcial, cabelos prateados, neuropatias e imunodeficiência.
- Presença de infecções bacterianas recorrentes graves.
- Óbito ocorre, em geral, na primeira década de vida.
- Alteração de pigmentação da íris (cinza, marrom ou azul).

Imunopatologia

- Herança autossômica recessiva, ligada ao gene CHS1, localizado no loco gênico 1q42.1, que controla o tráfego de lisossomos.
- Alteração na função de células NK.

Diagnóstico

Histórico e exame físico

- Histórico clínico é característico e muito sugestivo do diagnóstico.
- Presença de fenótipo com forma leve e grave de apresentação.
- A característica principal é a ocorrência de periodontite e infecções piogênicas em crianças.
- Infecções bacterianas graves.

Exames complementares

- Presença de grânulos intracitoplasmáticos gigantes em leucócitos e plaquetas.
- Níveis séricos de imunoglobulinas normais.

- Proteínas do complemento em níveis normais.
- Trombocitopenia, sobretudo na fase acelerada da doença.
- Neutropenia é um achado comum.

Conduta terapêutica
- Terapêutica das infecções. (II-2A)
- Antibioticoterapia profilática não apresenta bons resultados. (II-2A)

▌Ataxia telangiectasia (AT)

Considerações gerais
- Presença de ataxia cerebelar progressiva com telangiectasia típica na conjuntiva e nos lobos das orelhas.
- Sensibilidade elevada a radiações ionizantes.
- Infecções recorrentes dos seios da face e dos pulmões.
- Infecções oportunistas em geral não são observadas.

Imunopatologia
- Os linfócitos apresentam defeitos cromossômicos, como translocações, quebras e inversões.
- A doença é autossômica recessiva, envolvendo genes diferentes. Um importante gene relacionado com a AT codifica a proteína mutada ataxia telangiectasia (ATM).
- Os pacientes com AT possuem mais risco de câncer de mama, pois a ATM promove a fosforilação do gene BRCA1 associada à patogênese desse tipo de câncer.

Diagnóstico

Histórico e exame físico
- Histórico clínico é característico e bastante sugestiva do diagnóstico.
- A alfa fetoproteína no soro costuma estar aumentada.
- Aumento da incidência de linfomas e leucemias.
- Em geral, os pacientes vão a óbito em decorrência de infecções recorrentes e/ou neoplasias malignas, podendo sobreviver até a fase de adultos jovens.

Exames complementares
- Os níveis de imunoglobulinas séricas são variáveis, podendo ocorrer redução de IgG2, IgG4 e IgA.

- A resposta imune celular pode estar alterada devido à diminuição do número de linfócitos T e alterações funcionais nessas células.

Conduta terapêutica

- Não existe tratamento efetivo. (II-3B)
- A administração de imunoglobulina intravenosa reduz a incidência de infecções recorrentes. (II-3B)
- Orientação para diminuir a exposição à radiação. (II-3B)

Síndrome IPEX

Considerações gerais

- Doença ligada ao cromossomo X, caracterizada por doenças endócrinas autoimunes graves (diabete e doenças da glândula tireoide).
- Mulheres podem ser portadoras da mutação genética.
- Início nas fases iniciais da vida.
- Histórico de infecções recorrentes, diarreia e eczema grave.

Imunopatologia

- Mutações no gene FOXP3 presente em células Treg.
- O FOX P3 está localizado próximo ao gene que codifica a proteína WASP.
- Outros genes podem estar envolvidos, pois existem pacientes com IPEX sem mutações desse gene.

Diagnóstico

Histórico e exame físico

- Infecções mais comuns: meningite, pneumonia, osteomielite e sepse.
- Relatos de nefrite intersticial em um terço dos pacientes.
- Histórico clínico compatível.
- Presença de eosinofilia, anemia e trombocitopenia no hemograma.
- Diagnóstico genético pode ser realizado.
- Identificação de autoanticorpos para diversas moléculas e células, como: TPO, eritrócitos (Teste de Coombs positivo) – neutrófilos e plaquetas.

Exames complementares

- Dosagem de imunoglobulinas.
- Níveis de IgE muito elevados com IgG, IgM e IgA normais.
- Presença de neutropenia.

- Pode ser observado anemia hemolítica autoimune, esplenomegalia e trombocitopenia.
- Citometria de fluxo: número de linfócitos T e linfócitos B geralmente normais.
- Redução ou ausência de células Treg – CD4+, CD25+ e FOXP3+.

Conduta terapêutica

- Transplante de medula óssea e de células-tronco hematopoiéticas, o mais rápido possível. (II-2A)
- Tratamento das endocrinopatias. (II-2A)
- Drogas imunossupressoras (ciclosporina, e tacrolimus) podem ser utilizadas no controle das doenças autoimunes. (II-2A)

■ Síndrome de candidíase mucocutânea crônica

Considerações gerais

- Histórico precoce de candidíase, comprometendo cavidade bucal, nariz e, em alguns casos, esôfago.
- Candidíase invasiva em órgãos internos é rara.
- Pode apresentar histórico familiar.

Imunopatologia

- Na maioria dos casos, a etiologia é desconhecida.
- Padrão de herança genética pode ser autossômico, dominante ou recessivo.
- Casos eventuais, sem padrão de herança genética determinado, podem ser observados.
- Presença de autoanticorpos contra citocinas – IL-17A, IL-22 e IL-17F.
- Inibição da produção de IL-17, IL-22 e IFN-γ devido a mutações no gene STAT1.
- As mutações no gene STAT3 inibem a resposta Th1 e TH17.
- Redução da produção de IL-17, IL-22 e IFN-γ.
- Autoanticorpos contra IL-17 e IL-22 podem ser observados.
- Diminuição das células Th17.
- Pode ser observada mutação no gene AIRE, localizado no cromossomo 21.
- A mutação do gene AIRE está associada à etiopatogênese da síndrome de doença autoimune poliglandular tipo I (APECED).
- A APECED caracteriza-se por poliendocrinopatia autoimune, candidíase e displasia ectodérmica.
- Pacientes podem ir ao óbito em virtude de sepse e insuficiência das glândulas suprarrenais.

Diagnóstico

Histórico e exame físico

- Podem coexistir endocrinopatias, como hipotireoidismo, insuficiência das paratireoides (causando hipocalcemia) e insuficiência das glândulas suprarrenais.
- Presença de outras doenças autoimunes, como vitiligo, alopecia, hepatite e anemia perniciosa.
- Observa-se aumento da susceptibilidade de infecções bacterianas respiratórias.

Tabela 8.2 – Resumo dos protocolos de investigação para imunodeficiências primárias

Deficiências humorais

1º passo
- Hemograma – atenção ao número de linfócitos e neutrófilos
- Dosagem de imunoglobulinas (IgG, IgA e IgM)

2º passo
- Resposta a antígenos vacinais
- Subclasse de IgG
- CH50
- CD19 (linfócitos B)

Deficiências celulares

1º passo
- Hemograma – atenção ao número de linfócitos e neutrófilos
- Dosagem de imunoglobulinas (IgG, IgA e IgM)
- Subpopulações de linfócitos – CD3, CD4, CD8, CD19 e CD 16/56 (células NK)

2º passo
- Resposta a antígenos vacinais
- Linfoproliferação
- WASP (proteína do Wiskott-Aldrich)
- CD40L

Defeitos de fagócitos

- Hemograma – atenção ao número de linfócitos e neutrófilos
- Dosagem de imunoglobulinas (IgG, IgA, IgM e IgE)
- Teste de di-hidrorodamina (DHR)

Defeitos micobactericidas dos leucócitos

- Avaliação do eixo IFN-γ – IL-12; IL-23

Tabela 8.3 – Valores de referência de linfócitos/mm³ em população brasileira saudável

		Cordão	0-3 M	3-6 M	6-12 M	1-2 A	2-6 A	6-12 A	12-18 A	19-44 A
CD3	p10	798	2438	1919	2156	1969	1515	1280	1161	844
	p50	1532	3352	3404	3413	3209	2180	1854	1505	1331
	p90	2994	5247	5368	5004	4392	3701	2413	2077	1943
CD4	p10	485	2686	1358	1360	957	780	618	630	476
	p50	1115	2282	2248	2064	1620	1178	907	837	813
	p90	2263	3417	3375	3066	2727	2086	1348	1182	1136
CD8	p10	264	486	523	560	563	453	390	332	248
	p50	461	877	881	1108	1030	730	612	449	418
	p90	982	1615	1798	1803	1753	1700	1024	776	724
CD19	p10	278	395	955	811	711	631	471	460	138
	p50	548	1053	1795	1278	1184	962	728	690	234
	p90	1228	1697	2596	1792	1553	1283	1031	1143	544
NK	p10	279	239	199	164	153	135	217	114	134
	p50	674	499	379	416	318	269	236	228	235
	p90	2151	1020	731	801	703	601	515	446	545

Fonte: Moraes-Pinto MI et al. Valores de referência de linfócitos/mm³ em população brasileira saudável. Braz Group Prim Immunodefic Disord. 2005;3:1-4.

- Aumento da incidência de tuberculose, toxoplasmose e infecções pelo HSV.
- Pode apresentar forma grave de imunodeficiência semelhante à SCID.
- O desenvolvimento de timomas é observado.

Exames complementares

- A mutação do gene AIRE pode ser detectada quando coexiste poliendocrino-patia autoimune.
- Anticorpos da classe IgG anticândida aumentados.
- Níveis séricos de IgG2 e IgG4 em geral estão reduzidos.
- Resposta a anticorpos antipolissacarídeos reduzida.

Conduta terapêutica

- A candidíase responde a terapêutica com fluconazol ou itraconazol. (II-3B)
- Embora a terapêutica para candidíase seja eficaz, as recorrências não são evitadas. (II-3B)
- Pode ocorrer desenvolvimento de resistência aos antifúngicos. (II-3B)
- Imunoglobulina intravenosa é indicada em caso de infecções bacterianas de repetição. (II-3B)
- A administração de IFN-γ pode ser uma terapêutica complementar interessante. (II-3B)
- Controle das endocrinopatias. (II-3B)

Literatura recomendada

- Al-Herz W, Bousfha A, Casanova JL, Chatila T, Conley ME, CunninghamRundles C, Etzioni A, Franco JL, Gaspar HB, Holland SM, Klein C, Nonoyama S, Ochs HD, Oksenhendler E, Picard C, Puck JM, Sullivan K, Tang ML. Primary immunodefciency diseases: an update on the classifcation from the international union of immunological societies expert committee for primary immunodefciency. Front Immunol. 2014;5:162.
- Bonilla FA, Bernstein IL, Khan DA, Ballas ZK, Chinen J, Frank MM, Kobrynski LJ et al. Practice parameter for the diagnosis and management of primary immunodeficiency. Ann Allergy Asthma Immunol. 2005 May;94(5 Suppl 1):S1-63.
- Bonilla FA, Barlan I, Chapel H, Costa-Carvalho BT, Cunningham-Rundles C, de la Morena MT, Espinosa-Rosales FJ, Hammarström L, Nonoyama S, Quinti I, Routes JM, Tang ML, Warnatz K. International Consensus Document (ICON): common variable immunodefciency disorders. J Allergy Clin Immunol Pract. 2016;4(1):38-5.
- Conley ME, Notarangelo LD, Etzioni A. Diagnostic criteria for primary immunodeficiencies. Representing PAGID (Pan-American Group for Immunodeficiency) and ESID (EuropeanSociety for Immunodeficiencies). Clin Immunol. 1999 Dec;93(3):190-7.
- García JM, Gamboa P, de la Calle A, Hernández MD, Caballero MT, García BE, Labrador M etal. Diagnosis and management of immunodeficiencies in adults by allergologists. J Investig Allergol Clin Immunol. 2010;20(3):185-94.
- McCusker, Christine et al. "Primary immunodeficiency." Allergy, asthma, and clinical immunology: official journal of the Canadian Society of Allergy and Clinical Immunology vol. 14,Suppl 2 61. 12 Sep. 2018, doi:10.1186/s13223-018-0290-5
- Notarangelo LD. Primary immunodeficiencies. J Allergy Clin Immunol 2010;125:S182-94.
- Picard C, Al-Herz W, Bousfha A, Casanova JL, Chatila T, Conley ME, Cunningham-Rundles C, Etzioni A, Holland SM, Klein C, Nonoyama S, Ochs HD, Oksenhendler E, Puck JM, Sullivan KE, Tang ML, Franco JL, Gaspar HB. Primary immunodefciency diseases: an update on the Abbreviations PID: primary immunodefciency disorder; Ig: immunoglobulin; SCID: severe combined immunodefciency; CIDs: combined (B- and T-cell) immunodefciency disorders; NK: natural killer; HCST: hematopoietic stem cell transplantation; LOCID: late-onset combined immunodefciency; IV: intravenous; ADA: adenosine deaminase; HLA: human leukocyte antigen; TMP-SMX: trimethoprim-sulfamethoxazole; STAT3: signal transducer and activator of transcription 3; DHR: dihydrorhodamine

1,2,3 response; TREC: T-cell receptor excision circle; CGD: chronic granulomatous disease; XLA: X-linked agammaglobulinemia; Btk: Bruton's tyrosine kinase; CVID: common variable immunodefciency; CBC: complete blood count; BMT: bone marrow transplantation; HLH: hemophagocytic lymphohistiocytosis; ALPS: autoimmune lymphoproliferative syndrome; IPEX: immunodysregulation polyendocrinopathy enteropathy X-linked; APECED: autoimmune polyendocrinopathy candidiasis and ectodermal dystrophy. or complement defciency), but may involve antifungal and antibiotic prophylaxis, cytokine replacement, vaccinations and BMT. McCusker et al. Allergy Asthma Clin Immunol 2018, 14(Suppl 2):61 Page 151 of 152 classifcation from the International Union of Immunological Societies Expert Committee for Primary Immunodefciency 2015. J Clin Immunol. 2015;35(8):696-726.

- Roifman CM1, Berger M, Notarangelo LD. Management of primary antibody deficiency with replacement therapy: summary of guidelines. Immunol Allergy Clin North Am. 2008 Nov;28(4):875-6.

9 Vasculites

Conceito

- Grupo de doenças pouco conhecidas.
- Geralmente não diagnosticadas.
- Processo inflamatório que acomete a parede dos vasos ou região perivascular.
- Compromete vasos de diferentes calibres.
- Apresenta grande variedade de manifestações clínicas.
- Participação de imunocomplexos depositados nas paredes vasculares.
- Associação a processos infecciosos, agentes químicos, físicos etc.
- Tipo de manifestação e calibre do vaso:
  - Vênulas pós-capilares – púrpura palpável, urticária crônica, vesículas, exantemas papulares ou maculares inespecíficos.
  - Artérias de pequeno calibre – eritema nodoso.
  - Artérias de médio calibre – nódulos subcutâneos, livedo reticular, úlceras, gangrenas periféricas e equimoses profundas.

Vasculites de vasos de pequeno calibre

Vasculite de hipersensibilidade

Considerações gerais

- Reações a antígenos – medicamentos: dipirona ampicilina; infecções (viroses nas vias aéreas superiores [VAS]) mononucleose e hepatites B e C.
- Lesões tipo eritema polimorfo.
- Lesões geralmente pruriginosas.
- Pode apresentar: febre, artralgia, dor abdominal e edemas localizados (pálpebra).
- Em crianças, podem ocorrer glomerulonefrite e neuropatia periférica.
- Diagnóstico clínico e laboratorial e exclusão de outras doenças.
- Diagnóstico etiológico – difícil.

Diagnóstico

- Quadro clínico surge de 1 a 10 dias após a exposição ao antígeno.
- Vasculite leucocitoclástica.
- Autolimitada.
- Leucocitose discreta, PCR elevada, sorologias específicas de infecções recentes.
- Biópsia indicada.
- Histologia – predomínio de neutrófilos com leucocitoclasia (degeneração com liberação e fragmentação dos núcleos).

Conduta terapêutica

- Identificação e remoção dos possíveis antígenos. (II-3A)
- Prognóstico bom a duvidoso. (II-3A)
- Lesões cutâneas persistentes: dapsona 50 a 100 mg/dia. (II-3A)
- Casos mais graves: prednisona/prednisolona na dose 1 a 2 mg/kg/dia, até melhora clínica. (II-3A)
- Resolução completa em 1 a 3 semanas, na maioria dos casos. (II-3A)
- Anti-histamínicos – prurido. (II-3A)
- Analgésicos/anti-inflamatórios – dor. (II-3A)

▊ Púrpura de Henoch-Schönlein

Considerações gerais

- Etiologia – associação às infecções das vias aéreas superiores (IVAS) precedendo o quadro clínico.
- Sinonímias – púrpura não trombocitopênica, púrpura anafilactoide ou púrpura alérgica.
- Drogas, alimentos e picada de insetos também podem estar associados à etiologia da Púrpura de Henoch-Schönlein (PHS).
- PHS é a vasculite mais comum na infância.
- Discreto predomínio no gênero masculino.
- Comprometimento – pele, articulações, rins e TGI.
- Distribuição sazonal – meses de outono e inverno.
- Semelhança entre PHS e nefropatia por IgA (doença de Berger) – processo imunopatogênico comum.
- Alterações do complemento e sistema fibrinolítico.
- Genética: polimorfismo dos genes da ICAM-1 associado a comprometimento intestinal, polimorfismo dos genes da ECA – comprometimento renal.
- Desde 4 meses de idade até a idade adulta.

- 50% dos casos em crianças com menos de 5 anos.
- 75% dos casos em crianças com menos de 10 anos.

Diagnóstico

Histórico clínico e exame físico
- Diagnóstico com base no histórico clínico.
- Em caso de dúvida, biópsia e exame anatomopatológico são indicados.
- Púrpura palpável – manifestação mais frequente.
- Distribuição simétrica.
- Presencialmente – nádegas.
- Em alguns casos – mãos, antebraços e face.
- Em poucos casos – tórax.
- No início, são pequenas, de aspecto urticariforme, tornando-se purpúricas em 1 a 2 dias (de 1 mm até 3 a 4 cm).
- Confluência de lesões.
- Podem coexistir petéquias.
- Em poucos casos, apresenta ulcerações e infecções secundárias.
- As lesões podem ser pruriginosas.
- Indolores.
- Lesões hipercrômicas remanescentes são observadas em todos os pacientes (crianças), desaparecendo em até 1 ano.
- Presença de necrose ou cicatriz cutânea é rara.
- Hemorragia conjuntival, epistaxe e petéquias bucais são eventos raros.
- Duração média do quadro cutâneo ativo – 3 semanas.
- Recorrente por meses – raro.
- 1 ou 2 recorrências dentro das primeiras 6 semanas – 20 a 40%.
- Edema subcutâneo em mãos e pés, região periorbital, abdome (couro cabeludo raramente) em 30 a 70% dos casos, sendo mais comum em crianças com menos de 3 anos.
- O edema pode ser doloroso e a única manifestação cutânea em lactentes.

Exames laboratoriais
- Exames complementares – imagem e laboratório/comprometimento de órgãos.
- Hemograma – anemia secundária à perda de sangue, leucocitose discreta, plaquetas normais ou aumentadas, VHS e PCR (aumentados em 60 a 65% dos casos).
- Aumento de IgA em 50% dos casos.
- Pode aumentar IgE e IgM.
- Títulos elevados de antiestreptolisina.

- ASLO em 30 a 50% das crianças – sugere participação do estreptococo beta-hemolítico do grupo A.
- Biópsia – depósito de IgA na pele no glomérulo renal.
- Aumento do fator VIII de coagulação relacionado com a atividade da doença.
- Fator VIII pode diminuir quando houver comprometimento renal grave.
- Complemento geralmente normal.
- FAN – normal, anticorpos antinucleares normais, fator reumatoide normal.

Conduta terapêutica

- Remoção de possíveis antígenos envolvidos. (II-3A)
- Em geral, a doença é autolimitante, não necessitando de tratamento. (II-3A)
- Lesões cutâneas não costumam responder a anti-histamínicos, anti-inflamatórios e corticoides. (II-3A)
- Lesões cutâneas – dapsona 50 a 100 mg/dia em lesões cutâneas recorrentes ou prolongadas. (II-3A)
- Quadro articular – responde a AINEs – naproxeno 10 a 15 mg/kg/dia, ibuprofeno 40 a 60 mg/kg/dia. (II-3A)
- AAS – contraindicado – hemorragia e lesão gástrica. (II-3A)
- Comprometimento intestinal grave – prednisona 1 a 2 mg/kg/dia via oral ou pulsoterapia IV com metilprednisolona 30 mg/kg/dia por 3 dias – dose máxima 1 g/dia. (II-3A)
- Eficácia da corticoterapia – relacionada com introdução precoce. (II-3A)
- Corticoides (prednisona ou prednisolona pulsoterapia): lesões renais e em outros órgãos (maior gravidade). (II-3A)
- Imunossupressores, como azatioprina e ciclofosfamida, podem ser empregados no tratamento de casos mais graves. (II-3A)

▍Granulomatose de Wegener

Considerações gerais

- Causa desconhecida.
- Rara na infância.
- Pode ocorrer sob a forma sistêmica ou localizada.
- Em ambas as formas, há artralgia, fraqueza e mialgia.
- A forma localizada, tipicamente, compromete as vias aéreas superiores e inferiores.
- Vasculite granulomatosa no trato respiratório alto e baixo.
- Sinusite e otites são comuns.
- Associação a glomerulonefrite.

- Presença de infiltrados e nódulos pulmonares.
- Lesões pulmonares podem ser confundidas com tumores.
- Histórico de artralgia, exantema cutâneo, febre artrite – comum em apresentação inicial.

Diagnóstico

- Leucocitose discreta no hemograma.
- Anticorpo anticitoplasma de neutrófilos com padrão citoplasmático (C-ANCA) positivo: marcador específico da doença – 85% dos casos.
- Anticorpo anticitoplasma de neutrófilos com padrão perinuclear (P-ANCA) positivo em 10%.
- Hematúria e proteinúria em 20% dos casos.
- Em geral, a biópsia renal revela glomerulonefrite necrosante.
- Radiografia de tórax – presença de infiltrados, nódulos pulmonares e cavitações.
- Seios paranasais – presença de velamento.
- Biópsia e exame anatomopatológico podem evidenciar presença de granuloma com necrose.

Conduta terapêutica

- O padrão de tratamento é a corticoterapia sistêmica (via oral ou intravenosa, pelos pulsos). (II-3A)
- O emprego contínuo de ciclofosfamida também apresenta bons resultados. (II-3A)
- Azatioprina e micofenolato de mofetil podem ser utilizados para a remissão da doença, mas não para a manutenção do tratamento. (II-3A)
- O tratamento com ciclofosfamida eleva o risco de neoplasia e leucemia mieloide. (II-3A)
- Ciclosporina em combinação com corticoterapia pode ser empregada. (II-3A)
- Estudos recentes sugerem a possibilidade de sucesso com o emprego de rituximab e infliximab. (II-3A)

Vasculite de Churg-Strauss

Considerações gerais

- Muito rara em crianças.
- Tipicamente associada a desenvolvimento de asma.
- Eosinofilia acentuada.
- Histórico de alergia.
- Presença de mono ou polineuropatia.

- Histórico de febre e perda de peso.
- Presença de infiltrados pulmonares é achado comum.
- Comprometimento de seios paranasais e vias aéreas superiores.
- A presença da doença nas vias aéreas superiores e inferiores sugere relação com antígenos inalatórios.
- Envolvimento cardíaco com endocardite ou pericardite com fibrose miocárdica eosinofílica.

Diagnóstico
- Alicerçado na suspeita clínica e confirmação por biópsia.
- Radiografia e/ou TC do tórax pode revelar infiltrados pulmonares.
- TC dos seios da face.
- Lesões pulmonares acometem praticamente todos os casos – asma e infiltrados pulmonares basilares.
- Lesões cutâneas comumente observadas.
- Comprometimento cardíaco e renal pode ocorrer.
- Ecocardiografia e ECG.
- Espirometria.
- Eosinofilia acima de 10%.
- IgE sérica elevada.
- Fator reumatoide, FAN positivos podem ser observados.
- P-ANCA positivo em 60% dos casos.
- C-ANCA positivo em 10% dos casos.
- Biópsia e exame anatomopatológico revelam vasculite necrosante com infiltrado eosinofílico (granuloma eosinofílico).

Conduta terapêutica
- Corticoterapia sistêmica. (II-3A)
- Emprego de ciclofosfamida. (II-3A)
- Imunobiológicos têm sido utilizados em poucos casos: omalizumabe, (anticorpo anti-IgE), interferon-α, mepolizumabe anticorpo anti-IL-5. (II-3A)

Vasculites de vasos de médio e grande calibres

Poliarterite nodosa

Considerações gerais
- Forte correlação com vírus da hepatite B.
- Também associado a histórico de tuberculose e infecção pelo HIV.

Forma sistêmica

- Vasculite necrosante de distribuição segmentar.
- Lesões em artérias renais e viscerais.
- Hipertensão.
- Febre e perda de peso.
- Dor abdominal.
- Artrite e mialgia.
- Lesões cutâneas – petéquias, edema localizado e nódulos (presença de dor).
- Alterações neurológicas e cardiológicas.
- Exames laboratoriais não são específicos.
- Anemia, leucocitose com neutrofilia e eosinofilia.
- FAN, FR e P-ANCA podem ser positivos.
- Diagnóstico definitivo – biópsia dos órgãos comprometidos.
- Arteriografia – aneurismas múltiplos (áreas de bifurcações).

Forma cutânea

- Mais frequente em crianças.
- Relação com estreptococo beta-hemolítico do grupo A.
- Casos leves com lesões cutâneas discretas.
- Formas graves com úlceras e necrose.
- Nódulos subcutâneos nos trajetos dos vasos.
- Tratamento – prednisona via oral.
- Podem ser utilizados imunossupressores e gamaglobulina IV.
- 50% das crianças apresentam recorrências (entre 2 e 3 anos).

Conduta terapêutica

- Corticoterapia sistêmica. (II-3A)
- Imunossupressores: emprego de ciclofosfamida ou azatioprina. (II-3A)
- Imunobiológicos têm sido utilizados em poucos casos: omalizumabe, (anticorpo anti-IgE), interferon-α, mepolizumabe anticorpo anti-IL-5. (II-3A)

Síndrome de Kawasaki

Considerações gerais

- Etiologia desconhecida.
- Descrita inicialmente no Japão.
- Forma endêmica associada a HLA-B51.
- Nível sérico elevado da citocina fator de necrose tumoral alfa (TNF-α).
- Vasculite necrosante.

- No início, sugere uma doença infectocontagiosa.
- Comprometimento de artérias coronarianas – principal causa de morbidade e mortalidade.
- Maior incidência em crianças com idade inferior a 5 anos e do sexo masculino.
- Febre com duração mínima de 5 dias associada a conjuntivite bilateral, *rash* cutâneo, lesões em mucosa labial e língua, linfonodomegalia cervical e exantema maculopapular difuso.

Diagnóstico

Aspectos clínicos

- Alterações das extremidades: fase inicial – eritema palmoplantar, edema endurado das mãos e dos pés; convalescência – descamação lamelar da ponta dos dedos.
- Exantema polimorfo.
- Congestão bilateral das conjuntivas oculares.
- Alterações de lábio e boca – eritema e fissuras labiais, língua em framboesa, eritema difuso da mucosa bucal e faríngea.
- Adenomegalia cervical aguda não purulenta.
- 20 a 40% dos pacientes não tratados desenvolvem aneurismas coronarianos (ecocardiograma) – fase aguda e convalescência.
- Aneurismas gigantes.
- Histórico de infarto agudo do miocárdio.

Síndrome de Kawasaki – fase aguda

- Sopros cardíacos, pericardite, miocardite.
- Alterações do TGI, diarreia, vômitos.
- Artrite/artralgia.
- Meningite asséptica.
- Uretrite.
- Icterícia leve.

Exames laboratoriais

- Não existem exames laboratoriais específicos para o diagnóstico.
- Presença de leucocitose com desvio à esquerda.
- VHS e PCR muito elevadas.
- Aumento do número de plaquetas.
- Culturas de orofaringe e hemoculturas negativas.
- Elevações discretas nas transaminases.
- Antiestreptolisina O negativa.

Conduta terapêutica

- Uso de imunoglobulina via intravenosa (Ig-IV) precocemente (de preferência nas duas primeiras semanas).
- Alta doses de Ig-IV são recomendadas: 1 g/kg/dia por dois dias ou 2 g/kg/dia em dose única.
- AAS – recomendado inicialmente 80 a 100 mg/kg/dia fracionadas – redução 2 a 5 mg/kg/dia (10 a 14 dias).
- Pulsoterapia com metilprednisolona para casos que não respondem a Ig-IV é uma opção terapêutica.
- Há evidências de que os corticosteroides aumentam a incidência de aneurisma das artérias coronárias.
- Cirurgia coronariana e transplante cardíaco podem ser indicados em casos graves.

Arterite de Takayasu

Considerações gerais

- Frequente na infância, embora pouco diagnosticada nessa fase.
- Sinais e sintomas pouco específicos: fase inicial – febre, artralgia, artrite, mialgia e perda de peso – duração de 3 a 4 semanas.
- Associação a doença granulomatosa – p. ex., tuberculose.
- Predominância em pacientes orientais.
- Predominância em mulheres (85% dos casos), comprometendo principalmente adolescentes e mulheres jovens.
- Podem ser detectados autoanticorpos circulantes.
- A doença pode ser acompanhada de artrite reumatoide.

Diagnóstico

Apresentação clínica

- Apresentação inicial com dispneia, tosse e taquicardia.
- Diminuição de pulsos arteriais periféricos.
- Assimetria de pulsos arteriais periféricos.
- Pode ocorrer claudicação em membros inferiores.
- Hipertensão arterial sistólica e/ou diastólica.
- Diferença da pressão arterial sistólica nos quatro membros > 10 mmHg.
- Sopro em grande artéria (audível e/ou palpável).
- Eritema nodoso pode estar associado.
- Presença comum de artralgia e sinovite.

- Aorta e artérias pulmonares envolvidas em metade dos pacientes.
- Anormalidades da aorta e artérias pulmonares observadas na angiografia.

Exames laboratoriais

- Velocidade de hemossedimentação (VHS) e proteína C-reativa elevadas (PCR).
- Biópsia arterial possibilita confirmação diagnóstica.
- Presença de anemia e leucocitose.
- Proteinúria e hematúria podem ser constatadas.
- Imunoglobulinas podem estar elevadas em alguns pacientes.

Conduta terapêutica

- Corticosteroides em altas doses na fase inflamatória apresentam resposta satisfatória. (II-3A)
- Imunossupressores – ciclifosfamida e metrorexate – podem ser opções quando não são obtidos bons resultados com a corticoterapia. (II-3A)
- Controle rigoroso da PA. (II-3A)
- Cirurgia vascular ou angioplastia podem ser necessárias em casos graves. (II-3A)

■ Eritema nodoso

Considerações gerais

- Vasculite de pequenos vasos, comprometendo o tecido adiposo subcutâneo.
- Sempre associado a doença infeciosa ou histórico de toxicidade.
- No Brasil, apresenta associação a hanseníase e tuberculose.
- Pode ter associação a infecção viral (vírus Epstein-Baar – EBV) e fúngica (paracoccidioidomicose, histoplasmose).
- É considerado uma forma reacional da hanseníase.
- Associado a altos níveis séricos do fator de necrose tumoral alfa (TNF-α).
- Pode também apresentar associação a leucemia, linfoma, síndrome de Behçet, gravidez, contraceptivos orais e emprego de sulfonamida.

Diagnóstico

Apresentação clínica

- Nódulos cutâneos eritematosos e extremamente dolorosos.
- Ocorre febre, fraqueza geral e artralgia.
- A involução é lenta, formando lesões descamativas na pele.
- Formas graves no eritema nodoso, como na hanseníase, podem ser observadas.

Exames complementares

- Proteínas da fase aguda elevadas.
- Biópsia cutânea e exame histopatológico.

Conduta terapêutica

- No eritema nodoso, na hanseníase, a talidomida (inibe o TNF-α) é considerada a droga de escolha. (II-3A)
- Corticoterapia pode ser utilizada para o alívio dos sintomas. (II-3A)
- Tratamento da doença de base. (II-3A)

Literatura recomendada

- Holle JU, Moosig F, Gross WL. European League Against Rheumatism (EULAR); European Vasculitis Study Group (EUVAS). Therapy of vasculitides: according to recommendations ofthe European League Against Rheumatism (EULAR) and European Vasculitis Study Group(EUVAS). Internist (Berl). 2011 Jun;52(6):671-81
- Khan I, Watts RA. Classification of ANCA-associated vasculitis. Curr Rheumatol Rep. 2013 Dec;15(12):383.
- Tarzi RM, Pusey CD. Current and future prospects in the management of granulomatosis withpolyangiitis (Wegener's granulomatosis). Ther Clin Risk Manag. 2014 Apr 17;10:279-93.
- Ting TV. Diagnosis and management of cutaneous vasculitis in children. Pediatr Clin North Am. 2014 Apr;61(2):321-46.
- Villa-Forte A; European League Against Rheumatism; European Vasculitis Study Group. EuropeanLeague Against Rheumatism/European Vasculitis Study Group recommendations for themanagement of vasculitis. Curr Opin Rheumatol. 2010 Jan;22(1):49-53.
- Yang YH, Yu HH, Chiang BL. The diagnosis and classification of Henoch-Schönlein purpura: na updated review. Autoimmun Rev. 2014 Apr-May;13(4-5):355-8.

10 Reações de Hipersensibilidade a Fármacos e Alergia ao Látex

Reações de hipersensibilidade a fármacos

Considerações gerais e classificação

- As reações de hipersensibilidade a fármacos (RHF) incluem todas as reações adversas a fármacos que se assemelham a processos alérgicos, podendo ser imunologicamente mediadas ou não imunologicamente mediadas.
- As alergias a fármacos são RHFs, que apresentam evidência de mecanismo imunológico conhecido.
- O termo "reações de hipersensibilidade a fármacos" é preferencialmente utilizado, facilitando a comunicação entre os profissionais de saúde.
- Uma lista de fármacos contraindicados e possíveis alternativas deve ser fornecida aos pacientes com RHFs.
- Essas reações são classificadas em imediatas e tardias.
  - RHFs imediatas:
    - Ocorrem em 1 h a 6 h após a administração do fármaco (em geral, 1 h após a administração).
    - Têm como principal característica a apresentação de urticária e/ou angioedema, podendo ocorrer anafilaxia.
    - Todos os pacientes com histórico de RHFs imediatas devem portar um plano de ação contendo informações sobre as medicações a serem utilizadas em casos de crise, incluindo adrenalina 1/1.000 por via IM a ser utilizada em caso de anafilaxia.
    - Outras manifestações também podem ocorrer, como rinite, broncospasmo, náuseas, dores abdominais e diarreia.
  - RHFs não imediatas:
    - Apresentam com frequência exantema maculopapular e urticária tardia.
    - Estão quase sempre associadas a mecanismo de hipersensibilidade tardia dependente de células-T (reação tipo IV da classificação de Gell e Coombs).

- É observado risco elevado de óbito nas reações graves:
  - Reação medicamentosa com eosinofilias e sintomas sistêmicos (DRESS, *drug reaction with eosinophilia and systemic symptoms*).
  - Síndrome Stevens-Johnson (SJS, *Stevens-Johnson syndrome*).
  - Necrólise epidérmica tóxica (NET).
  - Exantema maculopapular (MPE, *maculo-papular exanthema*). Pustulose exantemática generalizada aguda (PEGA).
- Infeções virais podem simular RHFs e/ou podem interagir com os fármacos, sobretudo antibióticos, levando a reações leves, como *rash* cutâneo e prurido, ou mesmo a reações graves, como a DRESS e a SSJ.
- A dessensibilização a fármacos é definida como indução de estado temporário de tolerância.
- A dessensibilização deve ser considerada quando o fármaco responsável pela RHFs é essencial, como:
  - AAS em portadores de doenças cardiovasculares.
  - Anticorpos monoclonais em portadores de doenças reumatológicas ou câncer em quimioterapia.

A Tabela 10.1 apresenta os possíveis mecanismos imunopatológicos envolvidos nas RHFs.

Tabela 10.1 – Possíveis mecanismos imunopatológicos envolvidos nas RHFs

Tipo	Tipo de resposta imunológica	Fisiopatologia	Sintomas clínicos	Cronologia típica da reação
I	IgE	Desgranulação de mastócitos e basófilos	Choque anafilático, angioedema, urticária, broncospasmo	Dentro de 1 a 6 horas após a última tomada do fármaco
II	IgG e complemento	Citotoxicidade dependente de IgG e complemento	Citopenia	5 a 15 dias após o início do fármaco

Continua

Tabela 10.1 – Possíveis mecanismos imunopatológicos envolvidos nas RHFs (cont.)

Tipo	Tipo de resposta imunológica	Fisiopatologia	Sintomas clínicos	Cronologia típica da reação
III	IgM ou IgG e complemento ou FcR	Deposição de complexos imunes	Doença do sono, urticária, vasculite	7 a 8 dias para a doença do soro/ urticária 7 a 21 dias após o início do fármaco para a vasculite
IVa	Th1 (IFNψ)	Inflamação monocítica	Eczema	1 a 21 dias após o início do fármaco
IVb	Th2 (IL-4 e IL-5)	Inflamação eosinofílica	Exantema maculopapular (EMP), DRESS	1 a vários dias após o início do fármaco para o EPM 2 a 6 semanas após o início do fármaco para o DRESS
IVc	Células T citotóxicas (perforina, granzima B FasL)	Morte dos queratinócitos mediada por CD4 ou CD8	Exantema maculopapular, SJS/TEM, exantema pustular	1 a 2 dias após o início do fármaco para a erupção fixa com fármacos de 4 a 28 dias após o início do fármaco para o SJS/TEN
IVd	Células T (IL-8/CXCL8)	Inflamação neutrofílica	Pustulose exantemática generalizada aguda	Tipicamente 1 a 2 dias após o início do fármaco (mas pode ser mais longo)

DRESS: *reação medicamentosa com eosinofilia e sintomas sistêmicos (da sigla inglesa,* drug reaction with eosinophilia and systemic symptoms*); SJS: Síndrome Stevens-Johnson; TEN: necrólise epidérmica tóxica (da sigla inglesa,* toxic epidermal necrolysis*); MPE: exantema maculopapular (da sigla inglesa,* maculopapular exanthema*).*

Fonte: *Menezes UP, Cordeiro DL, Melo JML. Aspectos práticos no diagnóstico e manejo das reações de hipersensibilidade a fármacos. Braz J Allergy Immunol. 2014;2(3):91-106.*

Diagnóstico

- Histórico clínico detalhado, com coleta de dados ao longo do tempo (linha do tempo), descrevendo o uso cronológico dos possíveis agentes etiológicos e o surgimento dos sinais e sintomas, é essencial para a construção do raciocínio diagnóstico.
- A avaliação dos possíveis fármacos envolvidos, correlacionando os prováveis mecanismos imunopatológicos com a cronologia dos sinais e sintomas, possibilita o direcionamento da investigação e a escolha dos testes alérgicos adequados.
- A investigação deve prosseguir quando o emprego do fármaco é necessário e a ponderação sobre a relação risco/benefício da realização de testes alérgicos é positiva.
- A substituição dos fármacos suspeitos de causar reação é indicada quando existem alternativas com estrutura química diferente, que não causam reações cruzadas.
- Realizar testes alérgicos, dependendo das suspeitas de diagnóstico etiológico e do mecanismo patológico envolvido.
- Histórico de reações imediatas IgE-mediadas indicam a necessidade de realização do *prick test*, teste intradérmico e dosagem de IgE sérica específica, quando disponível. (I-A)
- O *patch test* é útil para a investigação das reações tardias.
- A avaliação da RHFs deve ser realizada de 4 a 6 semanas após a resolução completa de todos os sinais e sintomas do episódio reacional.
- O intervalo sem uso de medicações para que sejam realizados os testes cutâneos deve ser de:
  - 5 dias para anti-histamínicos.
  - 3 semanas para uso de corticoides por períodos prolongados.
  - 1 semana para altas doses de corticoides por períodos curtos.
  - 2 semanas para corticoide tópico no local do teste.
- O teste de provocação é o padrão-ouro de diagnóstico (I-A) e deve ser realizado exclusivamente por médico especialista em local com infraestrutura adequada e com equipe preparada para atender possíveis reações sistêmicas, incluindo anafilaxia (Figura 10.1).
  São contraindicações para realização do teste de provocação:
  - Reações graves potencialmente fatais (SJS, NET, PEGA).
  - Anafilaxia.
    - Excepcionalmente, o teste de provocação pode ser realizado na anafilaxia, após avaliação do risco/benefício, em situações nas quais a medicação não pode ser substituída (quimioterápicos e anticorpos monoclonais, por exemplo).

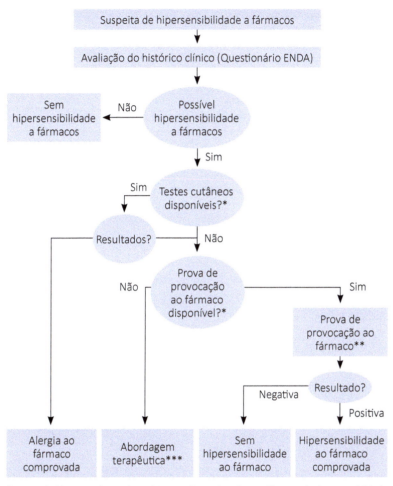

*Os testes biológicos atualmente disponíveis para diagnosticar alergia a fármacos têm baixa sensibilidade.
**Na ausência de contraindicações.
***Se não houver alternativa disponível (p. ex., relaxantes neuromusculares, quimioterápicos), a readministração do fármaco é permitida sob vigilância apertada, considerando o uso de premedicação e/ou dessensibilização.

Figura 10.1 – *Testes de provocação. Fonte: Aun MV, Malaman MF, Felix MMR, Menezes UP, Queiroz GRS, Rodrigues AT, et al. Testes* in vivo *nas reações de hipersensibilidade a medicamentos - Parte I: Testes cutâneos. Braz J Allergy Immunol. 2018;2(4):390-98.*

- Em geral, para AINEs, anestésicos locais e antibióticos não β-lactâmicos e β-lactâmicos, quando os testes cutâneos indicados (*prick test*, teste intradérmico e *patch test*) são negativos, o teste de provocação é indicado.
- O teste de provocação não deve ser realizado quando os testes cutâneos foram positivos.
- Os testes de provocação não devem ser realizados em bloqueadores neuromusculares, por questões de segurança.
- Nesses casos, os testes cutâneos são a única opção.
- Em situações nas quais o fármaco que causou a RHFs é imprescindível:
  - Deve ser realizada a dessensibilização, sempre avaliando o custo/benefício.
  - A dessensibilização deve ser conduzida por médico especialista em local com infraestrutura adequada e com equipe preparada para atender reações sistêmicas, incluindo anafilaxia.

A Tabela 10.2 apresenta a classificação dos AINEs de acordo com a capacidade de inibição da cicloxigenase.

Tabela 10.2 – Classificação dos AINEs quanto à inibição da cicloxigenase

Fortes inibidores da COX-1	Fracos inibidores da COX-1	Inibidores seletivos a COX-2
Ácido acetilsalicílico	Paracetamol	Rofecoxibe
Dipirona	Meloxicam	Celecoxibe
Fenilbutazona	Nimesulida	Etoricoxibe
Oxifenilburtazona		
Piroxican		
Diflunisal		
Diclofenaco		
Indometacina		
Etodolaco		
Sulindaco		
Tolmetin		
Ácido mefenâmico		
Meclofenamate		
Ibuprofeno		
Naproxeno		
Naproxeno sódico		
Cetoprofeno		
Fenoprofeno		
Ketorolac		

*Fonte: Becker **et al**. Rev Bras Otorrinolaringol. Mai./jun.,2003;(69)3:312-6.*

Hipersensibilidade à aspirina e a outros anti-inflamatórios não esteroides

Considerações gerais

- Existem vários tipos de reações adversas causadas pelos anti-inflamatórios não esteroides (AINEs), como a asma induzida pela aspirina, a urticária, o angioedema e a anafilaxia.
- Pacientes com histórico de urticária crônica podem apresentar exacerbação com o uso de AINEs.
- Reações sistêmicas graves podem ocorrer, como:
  - Reação medicamentosa com eosinofilia e sintomas sistêmicos (DRESS, *drug reaction with eosinophilia and systemic symptoms*)
  - Síndrome Stevens-Johnson (SJS, *Stevens-Johnson syndrome*).
  - Necrólise epidérmica tóxica (NET).
  - Pustulose exantemática generalizada aguda (PEGA).
- As reações aos AINEs são divididas em:
  - Reações cruzadas que ocorrem entre AINEs.
  - Reações que não apresentam reatividade cruzada.
- Existem três mecanismos patológicos associados às reações de hipersensibilidade a AINEs:
  - Mecanismo não imune:
    - Nesse mecanismo, os AINEs são classificados de acordo com a capacidade de inibição das enzimas COX-1 e COX-2.
    - Ocorre inibição da via cicloxigenase do metabolismo do ácido araquidônico, acarretando aumento da produção de leucotrienos via lipoxigenase.
    - É um efeito comum a todos os fármacos do grupo (reação cruzada).
    - A inibição da COX-1 impede a síntese de prostaglandina, em particular a prostaglandina E2 (PGE2), desencadeando aumento da produção de leucotrienos e, em consequência, induzindo urticária, angioedema, broncospasmo e anafilaxia.
    - Pacientes asmáticos têm contraindicação relativa para o emprego de AINEs devido ao exposto antes.
    - Nesse tipo de mecanismo não imune, podem ocorrer:
      - ☐ Doença respiratória exacerbada por aspirina (DREA)/AINEs, com rinite, asma e pólipos nasais:
        - * Embora classicamente o AAS esteja relacionado com a DREA, há reatividade cruzada com outros AINEs (dipirona, ibuprofeno, diclofenaco, nimesulida, naproxeno, cetorolaco, piroxican, sulindac, dentre outros).

- Doença cutânea exacerbada por aspirina/AINEs, observada em pacientes com urticária crônica.
- Urticária e angioedema causada por AINEs.

- Mecanismo mediado por IgE:
  - Caracteriza-se por reações imediatas.
  - A síntese de IgE específica foi demonstrada apenas para alguns AINEs.
  - Nesse caso, os testes diagnósticos apresentam pouca reprodutibilidade.
    - Os testes cutâneos positivos indicam sensibilização e devem ser analisados de acordo com o histórico clínico.
    - Testes cutâneos negativos não descartam RHFs.
    - O teste de provocação é o padrão-ouro de diagnóstico.

- Mecanismo mediado por linfócitos T (reações de hipersensibilidade tipo IV, classificação de Gell e Coombs).
  - Há um grande espectro de manifestações que vão desde dermatite de contato a reações sistêmicas graves.
  - Dentre as reações sistêmicas graves, podem ocorrer:
    - Reação medicamentosa com eosinofilia e sintomas sistêmicos (DRESS, *drug reaction with eosinophilia and systemic symptoms*).
    - Síndrome Stevens-Johnson (SJS, *Stevens-Johnson syndrome*).
    - Necrólise epidérmica tóxica (NET).
    - Pustulose exantemática generalizada aguda (PEGA).
  - Essas reações sistêmicas graves podem ser desencadeadas por:
    - Dipirona.
    - Ibuprofeno.
    - Paracetamol.
    - Nimesulida.
    - Inibidores seletivos da COX-2.
  - O *patch test* é utilizado para investigação diagnóstica em caso de reações tardias.

Diagnóstico

Histórico e exame físico

- Os pacientes costumam ter histórico de exposição a AINEs.
- A manifestação clínica mais comum é angioedema, em geral associada a urticária.

- Deve ser realizado diagnóstico diferencial com outras causas de urticária e angioedema, como alergia alimentar, reação adversa a antibióticos, picada de insetos himenópteros, dentre outros.
- A face é muito acometida, sobretudo as pálpebras.
- O angioedema e a urticária respondem de modo positivo ao emprego de corticoides e anti-histamínicos.
- A "tríade de Samter" é caracterizada por asma, pólipo nasal e reação à aspirina.
- O eritema pigmentar fixo (EPF ou erupção fixa à droga) é uma reação que pode ocorrer após o emprego de AINEs.
  - Caracteristicamente, apresenta recorrência na mesma região anatômica, seja pele ou mucosa.
  - Na maioria dos casos, apresenta lesão eritematosa e bem delimitada, única ou em pequena quantidade.
  - As lesões surgem de preferência em membros superiores e inferiores, genitais e face.
- Hiperpigmentação local residual pode permanecer mesmo após a retirada da droga causadora.

Conduta terapêutica

- Anti-histamínicos e corticoterapia via oral podem ser utilizados para o controle dos sintomas da urticária e do angioedema.
- Plano de ação indicando as medicações e as condutas a serem utilizadas pelo paciente deve ser prescrito pelo médico.
- Pacientes com histórico de anafilaxia devem possuir orientação para o emprego de adrenalina autoinjetável.
- O paracetamol é um fraco inibidor da COX-1 e COX-2, podendo, assim, ser utilizado sob supervisão médica quando não há histórico clínico de reação.
- Existem pacientes que no histórico clínico revelam reação ao paracetamol, sendo tal reação, em geral, dosedependente com ingestão superior a 1.000 mg/dia.
- Os inibidores seletivos da COX-2 são bem tolerados pelos pacientes.
- A prova de provocação pode ser realizada com o paracetamol e/ou inibidores seletivos da COX-2 antes da liberação do uso desses fármacos.
- A dessensibilização à aspirina pode ser indicada em pacientes com doenças crônicas, como doenças cardiovasculares, por exemplo, que necessitam do uso contínuo dessa droga.

Alergia a antibióticos, anestésicos locais, insulina e radiocontrastes

- As reações adversas a esses fármacos podem ocorrer a partir dos quatro mecanismos de reações de hipersensibilidade, descritos na classificação de Gell e Coombs.
- A penicilina pode causar anafilaxia (reação Tipo I), anemia hemolítica (reação Tipo II), doença do soro (reação Tipo III) e nefrite intersticial (reação Tipo IV).
- Casos de reações graves, como SSJ, NET e anafilaxia, podem ocorrer devido ao emprego de antibióticos.
- A febre induzida pode ser uma manifestação inicial de reação adversa a antibióticos, o que dificulta o diagnóstico etiológico da febre, também passível de ocorrer por causa da presença de processo infeccioso.
- Se a febre ceder e posteriormente recomeçar, ocorrendo associação com outros sinais e sintomas sugestivos de reação adversa, deve-se suspender o emprego do antibiótico.
- Os radiocontrastes podem provocar liberação direta de histamina pelos mastócitos.
- Em geral, as reações adversas à insulina ocorrem no local da aplicação.
- Pacientes atópicos têm maior risco de reações sistêmicas quase fatais ou fatais.
- A cronologia das reações (linha do tempo) e o cruzamento de informações sobre o emprego de medicamentos são peças-chave na investigação diagnóstica.
- Realizar testes alérgicos dependendo da suspeita de diagnóstico etiológico.
- Histórico de reações imediatas IgE-mediadas indica a realização de *prick test*, teste intradérmico e dosagem de IgE sérica específica, quando disponível (I-A).
- O *patch test* é útil para se investigar reações tardias (reações Tipo IV).
- A avaliação da RHFs deve ser realizada de 4 a 6 semanas após a resolução completa de todos os sinais e sintomas.
- O teste de provocação é o padrão-ouro de diagnóstico (I-A).
- O teste de provocação deve ser realizado exclusivamente por médico especialista, em local com infraestrutura adequada e com equipe preparada para atender reações sistêmicas, incluindo anafilaxia.
- Reações graves potencialmente fatais, como SJS, NET, PEGA e anafilaxia contraindicam o teste de provocação.

Alergia à penicilina e a outros antibióticos

- As reações cruzadas entre as penicilinas e outros antibióticos com anel β-lactâmico é muito comum, sendo, nesses casos, uma reação IgE-mediada (Tipo I).

- A principal ferramenta diagnóstica é o levantamento pormenorizado do histórico clínico.
- *Prick test*, teste intradérmico e dosagem sérica de IgE específica são importantes para o diagnóstico de reações do Tipo I; entretanto, esses procedimentos não avaliam os outros tipos de reações de hipersensibilidade.
- A reação cruzada com cefalosporinas pode ocorrer em até 10% dos pacientes sensibilizados pela penicilina.
- Os testes cutâneos podem ser empregados para investigar reatividade cruzada entre antibióticos betalactâmicos.
- Evitar o emprego da penicilina e de outros antibióticos que podem ter reação cruzada é a conduta indicada quando testes não estão disponíveis.
- A dessensibilização pode ser indicada em casos específicos, avaliando-se o custo/benefício do procedimento para a saúde do paciente.
- Medicamentos com sulfametoxazol podem causar reações IgE-mediadas.
- Paciente com histórico de reação pode desenvolver tolerância, sobretudo quando as reações tiverem sido de baixa gravidade.
- As concentrações dos fármacos para a realização de *prick test* e do teste intradérmico para amoxicilina, ampicilina e cefalosporina são de 20 mg/mL.
- As concentrações dos fármacos para a realização do *patch test* são de 5%.

Alergia a anestésicos locais

- Reações adversas a outras drogas, como relaxantes musculares, AINEs e alergia ao látex, devem sempre ser investigadas em caso de suspeita de alergia a anestésicos durante procedimento cirúrgico.
- O relatório das medicações utilizadas no procedimento cirúrgico é crucial para levantarmos as hipóteses dos possíveis agentes etiológicos.
- Pacientes com histórico de alergia durante procedimento cirúrgico devem ser sempre avaliados por profissional especialista em alergia e imunologia.
- O *prick test* e o teste intradérmico são ferramentas úteis e de boa segurança para avaliarmos as drogas consideradas como possíveis candidatas a serem a causa da reação.
- As diluições dos anestésicos para a realização do *prick test* e do teste intradérmico são, respectivamente, 1/1 (puro) e 1/10.
- As diluições dos anestésicos para a realização de *patch test* são de 1/1 (puro).
- Anestésicos locais podem causar reações a partir dos quatro mecanismos de hipersensibilidade (Tipo I, Tipo II, Tipo III e Tipo IV), embora a alergia IgE-mediada seja pouco observada.
- Anestésicos locais podem conter conservantes, como sulfitos, por exemplo, que podem provocar reações adversas.

- Em procedimentos odontológicos e dermatológicos, o diagnóstico diferencial com reações vasovagais deve ser investigado.
- Os anestésicos locais são divididos em dois grupos:
  - grupo éster (procaína e benzocaína).
  - grupo amida (prilocaína, mepivacaína e lidocaína).
- Anestésicos do mesmo grupo podem apresentar reações cruzadas.
- Há pouca chance de reações cruzadas entre grupos; desse modo, quando os testes forem positivos para um grupo, podemos indicar o emprego de anestésico do outro grupo.

Alergia à insulina

- Presença de reações locais, como edema, enduração e prurido, são achados comuns e essas reações locais podem ser tratadas com anti-histamínicos, via oral, e por corticoides tópicos e/ou sistêmicos.
- As aplicações podem ser divididas e realizadas em diferentes regiões anatômicas visando diminuir as reações locais.
- O *prick test*, o teste intradérmico e a dosagem de IgE sérica específica são indicados para o diagnóstico.
- A concentração original da insulina de 100 U pode ser utilizada para a realização do *prick test*.
- A concentração de 5 UI/mL é preconizada para o teste intradérmico.
- Teste cutâneo positivo (*prick test* ou intradérmico) indica sensibilização e, para confirmação do diagnóstico de alergia, o histórico clínico sugestivo deve acompanhar o teste positivo alérgico positivo.
- A investigação diagnóstica com insulina diferente daquela utilizada pelo paciente é recomendada.
- O emprego de análogos da insulina, como lispro e aspart, apresenta bons resultados e os testes alérgicos devem ser realizados antes do emprego desses medicamentos.
- A dessensibilização é um procedimento realizado com sucesso e é indicada em todos os pacientes com reações sistêmicas.
- O mecanismo de dessensibilização ainda não está esclarecido por completo, mas, provavelmente, envolve o desenvolvimento de células T reguladoras (Treg) antigenoespecíficas.
- O sucesso da dessensibilização depende do uso contínuo de insulina via SC.

Alergia a radiocontrastes

Considerações gerais

- O emprego de contrates não iônicos vem reduzindo substancialmente as chances de reações a radiocontrastes.
- Pacientes com histórico de atopia, sobretudo asma e alergia a outras drogas, são mais suscetíveis a desenvolverem reações sistêmicas graves.
- Reações anafiláticas são a principal preocupação de médicos e pacientes.
- Os radiocontrastes podem causar reações IgE-mediadas (Tipo I), porém provocam liberação direta de mediadores pelos mastócitos.
- Reações tardias também podem ocorrer. como prurido e *rash* cutâneo.
- A doença cardiovascular também é um fator de risco nesse tipo de reação adversa.
- Pacientes que apresentam alto risco de desenvolvimento de alergia a radiocontrastes podem ser submetidos à terapêutica profilática com corticoide, via oral, e com anti-histamínicos, via oral ou intramuscular.
- As diluições dos contrastes iodados para a realização do *prick test* e do teste intradérmico são, respectivamente, 1/1 (puro) e 1/10.
- As diluições dos contrastes iodados para a realização do *patch test* são de 1/1 (puro).

Conduta terapêutica

- Evitar o emprego das drogas que causam as reações é a principal medida.
- Anti-histamínicos e corticoterapia via oral podem ser utilizados em casos de crise.
- Plano de ação indicando as medicações e condutas a serem utilizadas pelo paciente em caso de reações deve ser prescrito pelo médico, inclusive em casos de anafilaxia.
- Pacientes que necessitam de aplicação de radiocontrastes e apresentam alto risco podem utilizar o seguinte esquema terapêutico preventivo:
  - Prednisolona via oral (1 mg/kg/peso até 50 mg/13 h, 7 h e 1 h antes do procedimento) e anti-histamínicos via oral ou intramuscular/1 h antes do procedimento (difenidramina 1 g/kg/peso e cimetidina 4 mg/kg/peso).

Reações cutâneas graves por fármacos

Síndrome de Stevens-Johnson e necrólise epidérmica tóxica

Considerações gerais

- A etiologia é reação adversa a drogas, como penicilinas, sulfonamidas, fenilbutazona, oxicans, dipirona, abacavir, sertralinas, pantoprazol, tramadol, hidantoínas, fenitoínas, fenobarbitol, lamotrigina e carbamazepina.
- Têm risco considerável de mortalidade.
- Caracterizam-se por comprometimento de áreas extensas da pele com presença de lesões vesicobolhosas.
- Presença de "sinal de Nikolsky", representado por destacamento cutâneo, é um achado clássico.
- Os sintomas surgem após vários dias a até três semanas após o início da administração de um novo medicamento.
- O mecanismo imunopatológico não é elucidado por completo, porém evidências sugerem que há reação de hipersensibilidade (Tipo IV), caracterizada pela ativação de linfócitos T.
- O aspecto clínico das lesões se assemelha aos observados em queimaduras.
- Quando há reintrodução do medicamento causador da reação, os sinais e sintomas podem surgir com mais precocidade. Pacientes podem ficar com várias sequelas e com morbidades, como cicatrizes cutâneas, xeroftalmia, xerostomia, estenose uretral e vaginal, esofagite e distúrbios pulmonares obstrutivos.

Diagnóstico

Histórico clínico e exame físico

- Essas reações são caracterizadas pela presença de reações cutâneas vesicobolhosas, com eritema macular ou difuso, comprometendo tronco e membros.
- As lesões vesicobolhosas evoluem para necrose, ulceração e destacamento da epiderme
  - Na síndrome de Stevens-Johnson (SJS), ocorre o destacamento de até 10% da epiderme.
  - Na necrólise epidérmica tóxica (NET), ocorre o destacamento de mais de 30% da epiderme.
- O comprometimento de mucosas bucal, genital e ocular é um marcador clínico importante dessas síndromes.
- Sinais prodrômicos podem ser observados, como febre, cefaleia, mialgia, anorexia e mal-estar geral.

Conduta terapêutica

- Remoção imediata dos possíveis medicamentos envolvidos. (II-2A)
- Avaliar a remoção do emprego de todos os fármacos suspeitos.
  - Em decorrência do risco de óbito, em geral o benefício de suspender o uso do fármaco supera o risco da modificação do tratamento das doenças subjacentes apresentadas pelo paciente.
- Há necessidade de cuidados intensivos, visto que o quadro clínico é grave, podendo levar ao óbito. (II-2A)
- O emprego de corticoides e drogas imunossupressoras é controverso, pois eleva o risco de infecções. (II-2A)
- Caso realizado, o uso de corticoides deve ser por curto período, no início das manifestações clínicas (48 h). (II-2A)
- Alguns estudos demostraram o benefício do emprego de imunoglobulina intravenosa e ciclosporina; entretanto, essas alternativas terapêuticas ainda são controversas na literatura.

Reação a drogas com eosinofilia e sintomas sistêmicos (DRESS)

Considerações gerais

- A etiologia é reação adversa a drogas, como sulfonamidas, carbamazepina, fenobarbital, dapsona, fenitoína, lamotrigina e aloprurinol.
- A literatura revela forte possibilidade de interação entre fármacos e infecção/reativação pelo vírus herpes simples (HHV6, HHV7).
- Citomegalovírus (CMV) e vírus Epstein-Barr (EBV) também podem estar envolvidos no mecanismo imunopatológico.
- Os sintomas surgem várias semanas após o início da administração do medicamento.
- Caracterizada por reação sistêmica com grave, potencialmente fatal.
- Sinais prodrômicos, como febre, mal-estar geral, anorexia e prurido cutâneo, podem ser observados.
- A pele apresenta exantema caracterizado por pápulas e máculas confluentes.

Diagnóstico

Histórico clínico e exame físico

- Presença de *rash* cutâneo generalizado, eritrodermia, linfadenopatia e febre acima de 38°C.

- Exantema de surgimento súbito, persistente por mais de 3 semanas, é uma característica marcante no histórico clínico.
- Envolvimento de órgãos internos, sobretudo fígado, rins, coração e pulmões.
- Hepatomegalia, icterícia e hepatite são achados correlacionados com a gravidade da doença.
- Alteração da função renal associada à nefrite intersticial também caracteriza o caráter sistêmico da DRESS.
- São encontradas alterações hematológicas, como eosinofilia, trombocitopenia, linfopenia ou linfocitose.
- Eosinofilia (> 10% ou > 700 eosinófilos/uL/sangue periférico) é marcador da doença.
- Podem ser observados queilite e edema em face, sobretudo periorbital e no pavilhão auditivo.
- Deve ser feito diagnóstico diferencial com SSJ, NET e PEGA.

Conduta terapêutica

- Remoção imediata dos possíveis medicamentos envolvidos. (II-2A)
- Há necessidade de cuidados intensivos, visto que o quadro clínico é grave, podendo levar ao óbito. (II-2A)
- O emprego de corticoides é preconizado por, no mínimo, 3 semanas, sendo indicada sua remoção gradual com o intuito de diminuir a chance de recidivas. (II-2A)

Pustulose exantemática generalizada aguda

Considerações gerais

- A etiologia é uma reação adversa a drogas raramente descrita.
- Há relatos na literatura que associam essa reação ao emprego de nimesulida, ibuprofeno, celecoxibe, etoricoxib e paracetamol.
- É uma reação de hipersensibilidade tardia (Tipo IV) com participação de linfócitos T citotóxicos, que têm especificidade ao fármaco envolvido (AINEs).

Diagnóstico

Histórico clínico e exame físico

- Presença de reações cutâneas com edema e com eritema difusos, associados a pústulas não foliculares.
- As lesões se localizam, quase sempre, em pregas cutâneas e na face.
- Coexistem febre e neutrofilia.

Conduta terapêutica

- Remoção imediata dos possíveis medicamentos envolvidos.
- Emprego de corticoterapia e de anti-histamínicos para o controle da sintomatologia.
- Pacientes graves devem ser mantidos em cuidados intensivos.
- Deve-se orientar os pacientes a evitar os possíveis agentes etiológicos.

Alergia ao látex

Considerações gerais

- A incidência dessa alergia vem aumentando em profissionais de saúde.
- Presença de reações cruzadas com frutas e vegetais, sobretudo banana, abacate, tomate, *kiwi*, alface, mandioca/aipim/macaxeira e mamão.
- O emprego rotineiro de luvas de látex é um importante fator de sensibilização.
- Podem ocorrer reações locais e sistêmicas.
- Pacientes com alergia a látex pertencem ao grupo de risco para anafilaxia transoperatória.
- Ambientes cirúrgicos *latex free* devem estar disponíveis para os indivíduos com essa alergia em caso de necessidade de procedimento cirúrgico.

Imunopatologia

- Reação de hipersensibilidade Tipo I: anafilaxia, rinite, asma, angioedema e urticária.
- Reação de hipersensibilidade Tipo IV: dermatite de contato.
- Alérgenos: rHev b1, rHev b3, rHev b5, rHevb6.01, rHevb6.02, rHevb8, rHevb9, rHevb11.

Diagnóstico

Histórico e exame físico

- Em geral, o paciente tem histórico de exposição ocupacional a látex.
- Rinite e asma podem estar presentes devido à exposição por vias aéreas (hipersensibilidade Tipo I).
- Dermatite de contato (hipersensibilidade Tipo IV) pode ocorrer em separado ou em associação a reações de hipersensibilidade Tipo I.

Exames complementares

- A dosagem de IgE total tem pouca relevância diagnóstica.
- O *prick test* específico para látex com extrato padronizado tem alta sensibilidade.

- O *prick-to-prick* para látex também é um bom método para identificar os pacientes sensibilizados.
  - Deve ser solicitado ao paciente que traga os materiais contendo látex que ele utiliza para a realização de *prick* fazendo a puntura no material com látex e também no paciente.
  - A leitura e os controles (histamina-positivo e diluente-negativo) devem ser realizados de acordo com o *prick test* convencional.
- O *use test* pode ser útil para o diagnóstico.
  - Nesse caso, são utilizados "dedos" de luva de látex que serão usados pelos pacientes.
  - A leitura é realizada 20 minutos após o início da utilização.
- Determinação de IgE sérica
  - ImmunoCAP® é positivo em cerca de ¾ dos indivíduos sensibilizados.
- Quando há suspeita de reação de hipersensibilidade Tipo IV, a realização do *patch test* é necessária para a definição diagnóstica.

Conduta terapêutica

Prevenção

- Orientação de evitar exposição ao látex.
- Readequação de função em pacientes com exposição ocupacional.
- Ambientes cirúrgicos *latex free* em pacientes que serão submetidos a cirurgia e que têm histórico de anafilaxia ou de manifestações respiratórias.

Terapêutica

- Anti-histamínicos, corticoterapia via oral e corticoterapia tópica podem ser utilizados para o controle dos sintomas em caso de exposição.
- Plano de ação indicando as medicações e condutas a serem utilizadas pelo paciente deve ser prescrito pelo médico em caso de exposição e início dos sinais e sintomas.
- Pacientes com histórico de anafilaxia devem receber orientação para o emprego de adrenalina autoinjetável.
- A imunoterapia específica para látex é uma possibilidade terapêutica promissora, apresentando bons resultados.

Anafilaxia perioperatória

- A administração concomitante de vários fármacos dificulta a investigação de RHFs perioperatória.
- O histórico pregresso de reações alérgicas a látex, AINEs, clorexidina, dentre outras, é essencial.

- A literatura relata que os relaxantes neuromusculares são os fármacos mais associados à anafilaxia perioperatória.
- AINEs e antibióticos também são causas importantes de anafilaxia perioperatória, superando os anestésicos gerais.
- Anestésicos inalatórios, como halotano, protóxido de azoto e isoflurano, não são relatados como causa de anafilaxia.
- Os anestésicos locais mais utilizados em anestesia geral são lidocaína, mepivacaína e bupivacaína.
- Os mecanismos podem ser imunologicamente mediados ou não imunologicamente mediados.
- Em sua maioria, os casos são reações IgE mediadas.
- Reações não imunologicamente mediadas são de difícil diagnóstico
  - Nesses casos, os testes cutâneos contribuem para o diagnóstico.
- Anafilaxia provocada por relaxantes musculares e AINEs pode ocorrer por esse mecanismo não imunológico.
- A degranulação direta de mastócitos é um exemplo importante de mecanismo não imunologicamente mediado.
- O diagnóstico depende de um histórico clínico detalhado.
- Levantamento de dados ao longo do tempo (*linha do tempo*) descrevendo o uso cronológico dos possíveis agentes etiológicos e surgimento dos sinais e sintomas é essencial para construirmos o raciocínio diagnóstico.
- Relatórios do cirurgião e do anestesiologista devem ser solicitados e os eventos devem ser descritos em ordem cronológica.
- Os fármacos suspeitos devem ser utilizados para a realização do *prick test* e teste intradérmico.
- A sensibilidade dos testes cutâneos para relaxantes neuromusculares é alta, apresentando um alto valor preditivo negativo.
- Os relaxantes neuromusculares apresentam alta probabilidade de reações cruzadas, devendo ser realizados testes com as diferentes opções.

As concentrações não irritativas recomendadas para a realização do *prick test* e teste intradérmico para relaxantes musculares estão especificadas na Tabela 10.3.

- Solicitação de IgE sérica específica (ImmunoCAP®) disponível para as seguintes substâncias potencialmente capazes de induzirem anafilaxia perioperatória:
  - Rocurônio.
  - Suxametônio.
  - Morfina.
    - Reações aos opioides, como morfina, fentanil, alfentanil e outros, são raramente observadas.
    - Pode ocorrer reação cruzada entre morfina e codeína.

Tabela 10.3 – Concentrações não irritativas recomendadas para a realização do *prick test* e teste intradérmico para relaxantes musculares

Substância	Prick test	Teste intradérmico
Pancurônio	2 mg/mL (diluição 1/1)	0,2 mg/mL (diluição 1/10)
Atracúrio	1 mg/mL (diluição 1/10)	0,01 mg/mL (diluição 1/1.000)
Vecurônio	4 mg/mL (diluição 1/1)	0,4 mm/mL (diluição 1/10)
Cisatracúrio	2 mg/mL (diluição 1/1)	0,02 mg/mL (diluição 1/100)
Mivacúrio	0,2 mg/mL (diluição 1/10)	0, 002 mg/mL (diluição 1/100)
Rocurônio	10 mg/mL (diluição 1/1)	0,05 mg/mL (diluição 1/200)
Suxametônio	10 mg/mL (diluição 1/5)	0,1 mg/mL (diluição 1/500)

Adaptada de Brockow et al. Allergy. 2013Jun;68(6):702-12.

- Tiopental.
- Clorexidina.
  - A clorexidina a 4% pode ser avaliada com testes cutâneos nas seguintes concentrações:
    - *Prick test*: 0,5 mg/mL.
    - Intradérmico: diluição 1/100.
- Látex
  - O *prick test* para látex deve ser realizado com extratos comerciais.
- Clorexidina e látex estão cada vez mais associados a episódios de anafilaxia.

As concentrações não irritativas recomendadas para a realização de *prick test* (PT) e teste intradérmico (ID) para opioides estão listadas na Tabela 10.4.

Tabela 10.4 – Concentrações não irritativas recomendadas para a realização do *prick test* (PT) e teste intradérmico (ID) para opioides

Substância	Prick test	Teste intradérmico
Morfina	1 mg/mL (diluição 1/10)	0,01 mg/mL (diluição 1/1.000).
Fentanil	0,05 mg/mL (diluição 1/1)	0,005 mg/mL (diluição 1/10)
Remifentanil	0,05 mg/mL (diluição 1/1)	0,005 mg/mL (diluição 1/10)
Sulfentanil	0,005 mg/mL (diluição 1/1)	0,0005 mg/mL (diluição 1/10)

As concentrações não irritativas recomendadas para realização do *prick test* (PT) e teste intradérmico (ID) para hipnóticos estão listadas na Tabela 10.5.

Tabela 10.5 – Concentrações não irritativas recomendadas a realização do *prick test* (PT) e teste intradérmico (ID) para hipnóticos

SUBSTÂNCIA	PRICK TEST	TESTE INTRADÉRMICO
Propofol	10 mg/mL (diluição 1/1)	1 mg/mL (diluição 1/10)
Tiopental	25 mg/mL (diluição 1/1)	2,5 mg/mL (diluição 1/10)
Midazolan	5 mg/mL (diluição 1/1)	0.5 mg/mL (diluição 1/10)
Quetamina	10 mg/mL (diluição 1/10)	1 mg/mL (diluição 1/100)

Adaptada de Brockow et al. Allergy. 2013 Jun;68(6):702-12.

Literatura recomendada

- Abela C, Hartmann CE, De Leo A, de Sica Chapman A, Shah H, Jawad M, Bunker CB, et al. Toxic epidermal necrolysis (TEN): The Chelsea and Westminster Hospital wound management algorithm. J Plast Reconstr Aesthet Surg. 2014 May 9.
- Alzughayyar TZ, Noureddin W, Hamad I, Abuqweider EAS, Alqam BNM, Abukhalaf SA, Misk RA, Abunejma FM, Zalloum JS, Saleh M, Abumunshar AA, Zatari YIM. IVIG and under Burn Unit Care Yield Favorable Outcomes in Pediatric Patients with Toxic Epidermal Necrolysis: A Case Report and Literature Review. Case Reports in Dermatological Medicine Volume 2020, Article ID 6274053.
- Andersen CL, Kristensen TK, Severinsen MT, Møller MB, Vestergaard H, Bergmann OJ,Hasselbalch HC, et al. Systemic mastocytosis – a systematic review. Dan Med J. 2012Mar;59(3):A4397.
- Aun MV, Malaman MF, Felix MMR, Menezes UP, Queiroz GRS, Rodrigues AT, et al. Testes *in vivo* nas reações de hipersensibilidade a medicamentos- Parte I: Testes cutâneos. Arq Asma Alerg Imunol. 2018;2(4):390-8.
- Aun MV, Malaman MF, Felix MMR, Menezes UP, Queiroz GRS, Rodrigues AT, et al. Testes *in vivo* nas reações de hipersensibilidade a medicamentos- Parte II: testes de provocação. Arq Asma Alerg Imunol. 2019;3(1):7-12.
- Brockow K, Garvey LH, Aberer W, Atanaskovic-Markovic M, Barbaud A, Bilo MB et al. Skin test concentrations for systemically administered drugs – an ENDA/EAACI Drug Allergy Interest Group position paper. Allergy. 2013 Jun;68(6):702-12.
- Brockow K, Przybilla B, Aberer W, Bircher AJ, Brehler R, Dickel H, et al. Guideline for the diagnosis of drug hypersensitivity reactions: S2K-Guideline of the German Society for Allergology and Clinical Immunology (DGAKI) and the German Dermatological Society (DDG) in collaboration with the Association of German Allergologists (AeDA), the German Society for Pediatric Allergology and Environmental Medicine (GPA), the German Contact Dermatitis Research Group (DKG), the Swiss Society for Allergyand Immunology (SGAI), the Austrian Society for Allergology and Immunology, the German Academy of Allergology and Environmental Medicine (DAAU), the German Center for Documentation of Severe Skin Reactions and the German Federal Institute for Drugs and Medical Products (BfArM). Allergo J Int. 2015;24(3):94-105.

- Cabañas R, Ramírez E, Sendagorta E, Alamar R, Barranco R, Blanca-López N, Doña I, Fernández J, Garcia-Nunez I, García-Samaniego J, Lopez-Rico R, Marín-Serrano E, Mérida C, Moya C, Ortega-Rodríguez NR, Rivas Becerra B, Rojas-Perez-Ezquerra P, Sánchez-González MJ, Vega-Cabrera C, Vila-Albelda C, Bellón T. Spanish Guidelines for Diagnosis, Management, Treatment and Prevention of DRESS syndrome Brief running title: DRESS syndrome Spanish guidelines. J Investig Allergol Clin Immunol. 2020; Vol. 30(4).
- Demoly P, Adkinson NF, Brockow K, Castells M, Chiriac AM, Greenberger PA, et al. International Consensus on drug allergy. Allergy. 2014;69:420-37.
- Ewan PW, Dugué P, Mirakian R, Dixon TA, Harper JN, Nasser SM; BSACI. BSACI guidelines for the investigation of suspected anaphylaxis during general anaesthesia. Clin Exp Allergy. 2010 Jan;40(1):15-31.
- Harper NJ, Dixon T, Dugué P, Edgar DM, Fay A, Gooi HC, Herriot R, et al. Suspected anaphylactic reactions associated with anaesthesia. Anaesthesia. 2009; Feb;64(2):199-211.
- Joint Task Force on Practice Parameters; American Academy of Allergy, Asthma and Immunology; American College of Allergy, Asthma and Immunology; Joint Council of Allergy, Asthma and Immunology. The diagnosis and management of anaphylaxis: an updated practice parameter. J Allergy Clin Immunol. 2005 Mar;115(3 Suppl 2):S483-523.
- Joint Task Force on Practice Parameters; American Academy of Allergy, Asthma and Immunology; American College of Allergy, Asthma and Immunology; Joint Council of Allergy, Asthma and Immunology. Drug allergy: an updated practice parameter. Ann Allergy Asthma Immunol. 2010 Oct;105(4):259-273.
- Krishna MT, Ewan PW, Diwakar L, Durham SR, Frew AJ, Leech SC, Nasser SM et al. Diagnosis and management of hymenoptera venom allergy: British Society for Allergy and Clinical Immunology (BSACI) guidelines. Clin Exp Allergy. 2011 Sep;41(9):1201-20.
- Mockenhaupt M. Bullous drug reactions. Acta Derm Venereol 2020; 100: adv00057.
- Naveen KN, Pai VV, Rai V, Athanikar SB. Retrospective analysis of Steven Johnson syndrome and toxic epidermal necrolysis over a period of 5 years from northern Karnataka, India. Indian J Pharmacol. 2013 Jan-Feb;45(1):80-2.
- Nowak R, Farrar JR, Brenner BE, Lewis L, Silverman RA, Emerman C, Hays DP et al. Customizing anaphylaxis guidelines for emergency medicine. J Emerg Med. 2013 Aug;45(2):299-306.
- Pardanani A, Tefferi A. Systemic mastocytosis in adults: a review on prognosis and treatmentbased on 342 Mayo Clinic patients and current literature. Curr Opin Hematol. 2010 Mar;17(2):125-32.
- SGNA Practice Committee. Guideline for preventing sensitivity and allergic reactions to natural rubber latex in the workplace. Gastroenterol Nurs. 2008 May-Jun;31(3):239-46.
- Simons FE, Ardusso LR, Bilò MB, Dimov V, Ebisawa M, El-Gamal YM, Ledford DK, et al. World Allergy Organization Guidelines for the assessment and management of anaphylaxis. Curr Opin Allergy Clin Immunol. 2012 Aug;12(4):389-99.
- Society of Gastroenterology Nurses and Associates, Inc. Guidelines for preventing sensitivity and allergic reactions to natural rubber latex in the workplace. Gastroenterol Nurs. 2004. Jul-Aug;27(4):191-7.
- Vale S, Smith J, Said M, Dunne G, Mullins R, Loh R; Australasian Society of Clinical Immunology and Allergy (ASCIA) Anaphylaxis Working Party. ASCIA guidelines for prevention of anaphylaxis in schools, pre-schools and childcare: 2012 update. J Paediatr Child Health. 2013May;49(5):342-5.

11 Mastocitose e Síndromes de Ativação Mastocitária

◼ Mastocitose e síndromes de ativação mastocitária

Considerações gerais, classificação e diagnóstico

- Representam diferentes condições clínicas, caracterizadas pelo acúmulo de mastócitos nos tecidos e/ou pela ativação sistêmica intensa de mastócitos.
- A classificação atual de distúrbios associados à ativação mastocitária está esquematizada na Tabela 11.1.
- Os distúrbios primários são representados pela mastocitose e síndrome de ativação mastocitária monoclonal.
- A síndrome de ativação mastocitária não clonal apresenta caráter idiopático.
- Classicamente, são reconhecidas duas formas de mastocitose:
  - Cutânea
    - Presença de máculas amarronzadas difusas pela pele.

Tabela 11.1 – Classificação dos distúrbios associados à ativação mastocitária

Primária	• Mastocitose sistêmica • Mastocitose cutânea • Síndrome de ativação mastocitária monoclonal
Secundária	• IgE mediada • Não IgE mediada – Física – Distúrbios inflamatórios, infecciosos ou neoplásicos – Ativação direta – Urticária autoimune crônica
Idiopática	• Anafilaxia indiopática • Urticária e/ou angioedema idiopáticos • Síndrome de ativação mastocitária (*não clonal*)

Adaptada de Clinic Rev Allerg Immunol. 2018;54:353-65 e Immunol Allergy Clin N Am. 2018;38.

- A clínica clássica apresenta urticária pigmentar ou lesões cutâneas de mastocitoma sem envolvimento de medula óssea e outros órgãos.
- Sistêmica
  - Há diferentes apresentações sistêmicas da mastocitose com comprometimento da medula óssea, como mastocitose sistêmica indolente e mastocitose sistêmica agressiva.

Mastocitose sistêmica e síndromes de ativação mastocitária (clonal e não clonal)

- Histórico clínico de episódios frequentes de anafilaxia.
- Histórico frequente de sintomas abdominais:
  - Dor abdominal.
  - Diarreia.
  - Náusea.
  - Vômito.
- Associação a neoplasias malignas hematológicas, como leucemias e linfomas.
- Elevação dos níveis de triptase sérica basal.
- Podem ser detectados níveis elevados de prostaglandinas e histamina na urina.
- A dosagem de triptase sérica é um exame complementar importante, devendo ser realizada em mais de uma ocasião (avaliação seriada).
- A mastocitose sistêmica apresenta envolvimento de vários órgãos e sistemas, como medula óssea, intestino e ossos
  - A OMS estabeleceu critérios diagnósticos para a mastocitose sistêmica. Presença de um critério principal associado a, pelo menos, um critério secundário ou à presença de três critérios secundários:
    - Critérios principais:
      - ☐ Acúmulos multifocais de mastócitos em biópsias de tecidos que não a pele.
      - ☐ O local mais comum é a biópsia de medula óssea, anticorpo anti-triptase em imuno-histoquímica.
    - Critérios secundários:
      - ☐ Triptase sérica basal > 20 ng/mL.
      - ☐ Mutação c-kit, códon 816.
      - ☐ Acúmulo de mastócitos na medula óssea.
        - * Detectado por citometria de fluxo em aspirado medular ou por imuno-histoquímica.
        - * Na biópsia de medula óssea, há marcação com anticorpo anti-CD25, com contagem superior a 100 mastócitos/campo microscópico em grande aumento.

- Síndromes de ativação mastocitária (clonal e não clonal) são caracterizadas por distúrbios específicos de mastócitos com episódios recorrentes de ativação mastocitária.
  - Pode ser clonal ou não clonal.
  - Caracteriza-se por níveis de triptase sérica basal > 11,4 ng/mL e < 20 ng/mL
    - Esses níveis de triptase sérica elevada são permanentemente alterados, podendo a amostra de sangue ser coletada a qualquer momento.
- O risco de anafilaxia é 30% maior em pacientes com mastocitose sistêmica e síndromes de ativação mastocitária, podendo ter como gatilho evento mediado por IgE.
  - A anafilaxia em portadores de mastocitose sistêmica ou síndromes de ativação mastocitária provocada por picada/ferroada de himenópteros é a associação mais bem estudada.
  - Níveis de triptase sérica basal altos estão associados a aumento da gravidade de reações sistêmicas na anafilaxia provocada por veneno de himenópteros.
  - No caso anterior, os testes cutâneos e a IgE específica para veneno de vespa/marimbondo, formiga e veneno de abelha podem ser negativos.
- Tratamento da alergia a veneno de himenópteros com imunoterapia deve ser realizado continuadamente (fase de manutenção prolongada). (II-2 B)
- A síndrome de ativação clonal origina-se da proliferação e ativação de um único clone específico de células.
- Diagnóstico de síndrome de ativação mastocitária clonal (SAMC):
  - Detecção de mutação c-kit D816V ou aumento de CD25+ (mastócitos) sem preencher os critérios da OMS para mastocitose sistêmica.
  - Triptase sérica normal ou levemente elevada.

O diagnóstico diferencial entre mastocitose sistêmica e síndrome de ativação mastocitária não clonal (SAMNC) está esquematizado na Tabela 11.2.

A conduta terapêutica deve ser conduzida como especificada de modo esquemático na Tabela 11.3.

- A terapia com aspirina foi relatada como benéfica aos pacientes com MCAS que apresentam níveis elevados de prostaglandinas na urina. (II-2B)
- Omalizumabe apresenta resultados satisfatórios na supressão de episódios de ativação de mastócitos em todos os subtipos clínicos de síndromes de ativação mastocitária e mastocitose sistêmica, embora o mecanismo exato de ação seja desconhecido. (II-2B)

Tabela 11.2 – Diagnóstico diferencial de mastocitose sistêmica e síndrome de ativação mastocitária não clonal

Sinais e sintomas	Mastocitose sistêmica	SAMNC
Urticária e angioedema	Rara	Frequente
Episódio de hipotensão	Comum	Ocasional
Urticária pigmentosa	Frequente	Ausente
Triptase sérica	> 20 ng/mL	< 20 ng/mL
Triptase no evento	Elevada	Elevada
CD25+ e mutação c-kit	Sim	Não
Acúmulos de mastócitos em biópsias	Sim, perivascular	Ausente ou até 2 a 3 células
Mastócitos na medula óssea	Fusiformes	Redondos e com grânulos
Mediadores urinários	Elevados	Elevados
Resposta a H1	Sim	Sim

Tabela 11.3 – Conduta terapêutica

Anafilaxia recorrente	• Depende da prevenção de gatilhos • Disponibilidade de doses múltiplas de adrenalina autoinjetável • Dessensibilização com imunoterapia específica para veneno de himenópteros
Mastocitose e síndrome de ativação mastocitária monoclonal ou idiopática	• Terapia de manutenção: anti-histamínico H1 (1 ou 2× dia) • Pacientes que não respondem: abordagem gradual medicamentos adicionais (anti-histamínicos H2, antileucotrienos, cromoglicato oral e esteroides)

Adaptada de: Immunol Allergy Clin N Am. 2018;38:455-68 e Immunol Allergy Clin N Am. 2018;38;469-81.

Mastocitose cutânea

Considerações gerais

- É caracterizada pela presença de lesões maculopapulares pigmentadas disseminadas ou de lesão solitária, denominada "mastocitoma".

- Urticária pigmentosa é a apresentação mais comum.
  - São observadas máculas amarronzadas na pele, com presença de prurido intenso.
- Palmas das mãos e plantas dos pés em geral não apresentam lesões.
- A presença de eritema ao redor das máculas é conhecida como "sinal de Darier".
- O prurido apresenta exacerbação quando há aumento de temperatura, consumo de alimentos temperados e ingestão de álcool.
- Pode ser observada presença de dermografismo.

Exames complementares

- Dosagem de IgE total não tem relevância diagnóstica.
- Biópsia cutânea é indicada quando mastocitoma ou lesões maculares estiverem presentes.
  - Observa-se a presença de infiltrado difuso ou multifocal de mastócitos.
- Biópsia de medula óssea é utilizada quando há suspeita de mastocitose sistêmica.
- O *prick test* e/ou a determinação de IgE sérica específica pode ser útil para realizar o diagnóstico diferencial com distúrbios de natureza alérgica.

Conduta terapêutica

- Anti-histamínicos em altas doses. (II-2A)
- Montelucaste
  - Este antagonista de receptor de leucotrienos pode ser acrescentado ao esquema terapêutico em casos de difícil controle (II-2A).
- Recomendação para que o paciente evite emprego de fármacos que induzam a ativação de mastócitos (II-2A)
  - Anestésicos.
  - Opiáceos.
  - Radiocontrastes.

Literatura recomendada

- Abela C, Hartmann CE, De Leo A, de Sica Chapman A, Shah H, Jawad M, Bunker CB, et al. Toxic epidermal necrolysis (TEN): The Chelsea and Westminster Hospital wound management algorithm. J Plast Reconstr Aesthet Surg. 2014May; 9.
- Akin C. Mast cell activation syndromes presenting as anaphylaxis.Immunol Allergy Clin North Am. 2015May;35(2):277-85.
- Andersen CL, Kristensen TK, Severinsen MT, Møller MB, Vestergaard H, Bergmann OJ, Hasselbalch HC, et al. Systemic mastocytosis – a systematic review. Dan Med J. 2012 Mar;59(3):A4397.

- Berry R, Hollingsworth P, Lucas M. Successful treatment of idiopathic mast cell activation syndrome with low-dose Omalizumab. Clin Transl Immunology. 2019 Sep 30;8(10).
- Bonadonna P, Scaffidi L. Hymenoptera Anaphylaxis as a Clonal Mast Cell Disorder.Immunol Allergy Clin N Am. 2018;38:455-68.
- González-de-Olano D, Matito A, Alvarez-Twose I. Mast cell activation syndromes and anaphylaxis: Multiple diseases part of the same spectrum. Ann Allergy Asthma Immunol. 2020 Feb;124(2):143-45.
- Hamilton MJ.Nonclonal Mast Cell Activation Syndrome: A Growing Body of Evidence. Immunol Allergy Clin N Am. 2018;38469-81.
- Krishna MT, Ewan PW, Diwakar L, Durham SR, Frew AJ, Leech SC, Nasser SM et al. Diagnosis and management of hymenoptera venom allergy: British Society for Allergy and Clinical Immunology (BSACI) guidelines. Clin Exp Allergy. 2011Sep;41(9):1201-20.
- Pardanani A, Tefferi A. Systemic mastocytosis in adults: a review on prognosis and treatment based on 342 Mayo Clinic patients and current literature. Curr Opin Hematol. 2010Mar;17(2):125-32.
- Slapnicar C, Trinkaus M, Hicks L, Vadas P. Efficacy of Omalizumab in Indolent Systemic Mastocytosis. Case Rep Hematol. 2019Sep16;2019:3787586.
- Weiler CR.Mast Cell Activation Syndrome: Tools for Diagnosis and Differential Diagnosis. J Allergy Clin Immunol Pract. 2020Feb;8(2):498-506.

12 Reações Adversas a Biológicos (Anticorpos Monoclonais)

Reações adversas a biológicos utilizados no tratamento de doenças alérgicas e imunológicas

Considerações gerais

- Os agentes biológicos (anticorpos monoclonais) são uma opção terapêutica muito importante para doenças inflamatórias, doenças autoimunes e neoplasias malignas.
- Por modularem a resposta imunológica, o risco de efeitos adversos é potencialmente significativo.
- O manejo terapêutico depende do tipo de reações.
- A aplicação dos medicamentos biológicos deve ser realizada sob supervisão de médico apto para o manejo de reações alérgicas, incluindo anafilaxia.
- O local de aplicação deve possuir infraestrutura adequada e pessoal treinado para atender reações sistêmicas graves.

Tipos de reações
Tipo α – sobre-estimulação (tempestade de citocinas)

- As reações são consideradas consequências da atividade farmacológica do medicamento, são dosedependentes e previsíveis.
- São também denominadas síndrome de liberação de citocinas (tempestade de citocinas).
- Ocorre liberação de altas concentrações de citocinas, como resultado do mecanismo de ação do biológico administrado.
- Esse tipo de reação foi observado pela primeira vez em humanos com anticorpos monoclonais anti-CD3 (muromunabe).
- A tempestade de citocinas é caracterizada pelos altos níveis de citocinas liberadas na corrente circulatória, como: fator de necrose tumoral alfa (TNF-α) e IFN-γ.
- As reações podem ser graves, com potencial de fatalidade.
- Os sintomas atribuídos a esse tipo de reação são: febre, artralgia, náuseas, cefaleia, vômitos, diarreia, edema pulmonar, alterações do estado mental e meningite asséptica.

- Corticoterapia sistêmica (metilprednisolona), suporte respiratório, tratamento sintomático e cuidados intensivos podem ser necessários.
- Esse tipo de reação já foi descrito após o emprego dos seguintes biológicos: alemtuzumabe, rituximabe e tositizumabe.

Tipo β – hipersensibilidade

- São reações de hipersensibilidade, caracterizadas como reações imediatas (hipersensibilidade tipo I, classificação de Gell e Coombs) ou tardias (hipersensibilidade tipo IV, classificação de Gell e Coombs).
- As reações agudas infusionais comuns representam a maioria das reações a biológicos. Essas reações são previsíveis e, em geral, leves.
- Essas reações agudas infusionais podem ocorrer com a primeira dose. Os sintomas típicos incluem: febre, dor abdominal, náuseas, vômitos, tremores, diarreia, dispneia, rubor, prurido e alterações cardiovasculares.
- Reações anafiláticas têm sido descritas após o uso de vários agentes biológicos, incluindo o muromunabe (anticorpo monoclonal anti-CD3), omalizumabe (anticorpo anti-IgE) e cetuximabe.
- O cetuximabe é um anticorpo monoclonal quimérico IgG1 (rato-humano) contra o EGFR (*epidermal growth factor receptor*), utilizado como imunoterapia do câncer. Ele pode causar anafilaxia associada a anticorpos IgE contra galactose-a-1,3-galactose (α Gal).
- Hipersensibilidade mediada por células T (hipersensibilidade tipo IV), causando exantema maculopapular tardio, também pode ser observada em alguns casos.

Tipo γ – desequilíbrio imunológico (desequilíbrio das citocinas)

- Essas reações ocorrem em função do efeito do biológico sobre o sistema imunológico.
- Podemos observar aumento de incidência de infecções, autoimunidade ou doença atópica.
- Anticorpos anti-TNF-α demonstraram estar associados ao surgimento de dermatite atópica e aumento do risco de tuberculose.
- A citocina TNF-α é crucial para o desenvolvimento do processo inflamatório granulomatoso (granulomas), portanto sua inibição favorece a proliferação e sobrevivência *do Mycobaterium tuberculosis*.

Tipo δ – reatividade cruzada

- Ocorrem em virtude de um agente biológico que tem como alvo molécula expressa em várias células, causando efeitos biológicos em tecidos normais.
- Exemplo: cetuximabe bloqueia o EGFR em células normais da pele, levando ao desenvolvimento de erupção acneiforme.

Tipo ε – Efeitos colaterais não imunológicos

- São efeitos secundários não imunológicos, não previsíveis e não relacionados com o mecanismo de ação do biológico.

Efeitos adversos de biológicos utilizados no tratamento de doenças alérgicas

Omalizumabe

- Frequência de anafilaxia estimada em 0,2%.
- Em pacientes com alto risco crônico de infecção parasitária, um estudo place-bo-controlado demonstrou uma pequena elevação na taxa de infecção com omalizumabe, embora não estatisticamente significativa.
- O omalizumabe é associado ao aumento no risco de desenvolvimento de neoplasias.

Tabela 12.1 – Reações adversas em estudos clínicos com o omalizumabe

Infecções e infestações

Incomum	Faringite
Rara	Infecções parasitárias

Doenças do sistema imunológico

Raras	Reação anafilática e outras condições alérgicas, desenvolvimento de anticorpos antimedicamento (anti-omalizumabe)

Doenças do sistema nervoso

Comum	Cefaleia**
Incomuns	Vertigem, sonolência, parestesia, síncope

Doenças vasculares

Incomuns	Hipotensão postural, rubor

Doenças respiratórias, torácicas e mediastinais

Incomuns	Tosse, broncospasmo alérgico
Rara	Laringoedema

Doenças gastrointestinais

Comum	Dor na parte superior do abdômen*
Incomuns	Náusea, diarreia, sinais de sintomas dispépticos

Continua

Tabela 12.1 (cont.) – Reações adversas em estudos clínicos com o omalizumabe

Doenças de pele e tecidos subcutâneos

Incomuns	Urticária, *rash*, prurido, fotossensibilidade
Rara	Angioedema

Doenças gerais e condições do local de administração

Muito comum	Pirexia*
Comuns	Reações no local da injeção, como dor, eritema, prurido, edema
Incomuns	Aumento de peso, fadiga, edema nos braços, sintomas de gripe

Em crianças de 6 a < 12 anos de idade.
**Muito comum em crianças de 6 a < 12 anos de idade.*
As frequências de reações adversas no grupo de pacientes em tratamento ativo foram muito similares àquelas observadas no grupo-controle.

As frequências são definidas como: Muito comum (1/10); Comum (> 1/100 e < 1/10); Incomum (> 1/1.000 e < 1/100); Rara (> 1/10.000 e < 1/1.000); Muito rara (< 1/10,000).

Dupilumabe

Tabela 12.2 – Reações adversas do dupilumabe

Manifestações	Frequência	Reação adversa
Infecções	Frequentes	Conjuntivite Herpes oral
Doenças do sangue e do sistema linfático	Frequentes	Eosinofilia
Doenças do sistema imunitário	Muito raras	Doença do soro/reações do tipo doença do soro
Doenças do sistema nervoso	Frequentes	Cefaleias
Afecções oculares	Frequentes	Conjuntivite alérgica Prurido ocular Blefarite
Perturbações gerais e alterações no local de administração	Muito frequentes	Reações no local de injeção

Muito frequentes (≥ 1/10); frequentes (≥ 1/100, < 1/10); poucos frequentes (≥ 1/1.000, < 1/100); raras (≥ 1/10.000, < 1/1.000); muito raras (≥ 1/10.000)
Fonte: https://ec.europa.eu/health/documents/communityregister/2017/20170926138667/anx_138667_pt.pdf

Mepolizumabe

Tabela 12.3 – Reações adversas do mepolizumabe

Manifestações	Reações adversas	Frequência
Infecções	Infecção do trato respiratório inferior Infecção do trato urinário Faringite	Frequentes
Doenças do sistema imunitário	Reações de hipersensibilidade (sistêmicas alérgicas)*	Frequentes
	Anafilaxia**	Rara
Doenças do sistema nervoso	Cefaleia	Muito frequentes
Doenças respiratórias, torácicas e do mediastino	Congestão nasal	Frequentes
Doenças gastrointestinais	Dor abdominal alta	Frequentes
Afecções dos tecidos cutâneos e subcutâneos	Eczema	Frequentes
Afecções musculoesqueléticas e dos tecidos conjuntivos	Dorsalgia	Frequentes
Perturbações gerais e alterações no local de administração	Reações relacionadas com a administração (sistêmicas não alérgicas)*** Reações no local da injeção Pirexia	Frequentes

*As reações sistêmicas, incluindo hipersensibilidade, foram notificadas em uma incidência global comparável à do placebo.

**Proveniente de notificações espontâneas após comercialização.

***As manifestações mais frequentes associadas a notificações de reações sistêmicas não alérgicas relacionadas com a administração foram erupção cutânea, rubor e mialgia; essas manifestações foram notificadas com pouca frequência e em < 1% dos indivíduos recebendo mepolizumab 100 mg por via subcutânea.

Muito frequentes (≥ 1/10); frequentes (≥ 1/100, < 1/10); pouco frequentes (≥ 1/1.000, < 1/100); raras (≥ 1/10.000, < 1/1.000); muito raras (≥ 1/10.000)

Fonte: http://www.ema.europa.eu/docs/ptProductinformation/human/003860/WC500198037.pdf

Benralizumabe

Tabela 12.4 – Reações adversas do benralizumabe

Manifestações	Reações adversas	Frequência
Infecções	Faringite*	Frequentes
Doenças do sistema imunitário	Reações de hipersensibilidade**	Frequentes
Doenças do sistema nervoso	Cefaleia	Frequentes
Perturbações gerais e alterações no local de administração	Pirexia Reações no local da injeção	Frequentes

*Faringite foi definida pelos seguintes grupos de termos preferenciais: "Faringite", "Faringite bacteriana", "Faringite viral", "Faringite estreptocócica".

**Reações de hipersensibilidade foram definidas pelos seguintes grupos de termos preferenciais: "Urticária", "Urticária papular" e "Erupção cutânea".

Muito frequentes (≥ 1/10); frequentes (≥ 1/100, < 1/10); poucos frequentes (≥ 1/1.000, < 1/100); raras (≥ 1/10.000, < 1/1.000); muito raras (≥ 1/10.000).

Fonte: http://www.ema.europa.eu/docs/ptProductinformation/human/003860/WC500198037.pdf

Leitura recomendada

- Agência Europeia de Medicamentos (EMA) /338312/2016 Rev. 3 https://www.ema.europa.eu.
- Aubin F, Carbonnel F, Wendling D, et al. The complexity of adverse side-effects to biological agents. J Crohns Colitis 2013;7(4):257-62.
- Galvao VR, Castells MC. Hypersensitivity to biological agents-updated diagnosis, management, and treatment. J Allergy Clin Immunol Pract 2015;3:175-85.
- Khan DA. Adverse Reactions to Biological Agents: Opportunities for the Allergist American College of Allergy, Asthma, and Immunology National Meeting. San Antonio (TX), November 7, 2015.
- Patel SV, Khan DA. Adverse Reactions to Biologic TherapyImmunol Allergy Clin N Am. (2017) http://dx.doi.org/10.1016/j.iac.2017.01.012
- Pichler WJ. Adverse side-effects to biological agents. Allergy 2006;61(8):912-20.

13 Doenças Autoinflamatórias Sistêmicas

Fundamentos da investigação e manejo clínico de DAIs

Considerações gerais

- As doenças autoinflamatórias sistêmicas (DAIs) são um grupo de doenças raras, com incidência crescente.
- São causadas por desregulamentação da imunidade inata ou natural, levando a episódios de inflamação sistêmica, denominados inflamassomopatias.
- Têm forte herança genética, com mutações em genes específicos.
- Desde 1997, ano em que foram identificadas as primeiras mutações genéticas, mais de 30 novos genes associados a doenças autoinflamatórias foram identificados.
- Os sinais e sintomas são inespecíficos e incluem:
  - Graus variáveis de febre.
  - Dores abdominais.
  - Dores articulares.
  - Manifestações cutâneas.
- O sistema imune inato participa da ativação da imunidade adaptativa.
  - A imunidade inata pode desencadear resposta das células B e células T a longo prazo.
  - A resposta resulta em doenças autoimunes.
- A IL-1β é uma das principais moléculas efetoras, que induz ao processo autoinflamatório tanto nas DAIs como nas doenças autoimunes.
- Os fenótipos autoinflamatórios podem ser classificados de acordo com o tipo de mutação.
- As DAIs podem ser monogênicas ou multifatoriais.
- De acordo com o mecanismo molecular, as DAIs podem ser classificadas em:
  - Inflamasomopatia ou síndrome de ativação da IL-1β (FMF, NLRP3-AID, MKD, DIRA, DITRA).
  - Distúrbio de dobramento de proteína (TRAPS).

- Doença com ativação de NF-κB (Síndrome de Blau).
- Interferonopatias (Síndrome de Aicardi-Goutières).
- Complementopatias.
  - Hemoglobinúria noturna paroxística.
  - Síndrome hemolítica urêmica atípica.

Doenças autoinflamatórias sistêmicas monogênicas

- Em geral, as DAIs são diagnosticadas tardiamente.
- A principal ferramenta diagnóstica é o histórico clínico com anamnese criteriosa.
- Proteína C-reativa (PCR) e VHS elevados são achados laboratoriais que indicam a necessidade de aprofundar a investigação diagnóstica.
- Elevação da proteína soro amiloide A (SAA), uma proteína da fase aguda, também é indicativo de DAIs (valores acima de 6,4 mg/L).
- Embora de difícil disponibilidade, os testes diagnósticos genéticos permitem a confirmação diagnóstica de histórico clínico sugestivo.
- O sequenciamento dos genes, cobrindo a maioria dos *locus* gênicos conhecidos associados às DAIs, podem contribuir para o diagnóstico definitivo.
- PCR e VHS elevados e SAA são critérios que indicam a investigação laboratorial com testes genéticos.
- Esses testes estão somente disponíveis em laboratórios e serviços de referência.

Síndromes com febre recorrente

Febre familiar do Mediterrâneo

- É a doença autoinflamatória hereditária mais comum.
- A febre familiar do Mediterrâneo (FFM) é causada por mutações no gene MEFV no cromossomo 16p, que codifica a pirina, um componente importante dos inflamassomas, que interage com a caspase-1 e regula a produção de IL-1β.
- Clinicamente, febre recorrente de 38°C a 40°C, com duração de 1 a 3 dias, é o achado clínico principal.
- Podem ser observados os seguintes sinais e sintomas:
  - Dor abdominal.
  - Artralgia.
  - Dor torácica.
  - Artrite em membros superiores e inferiores.
  - Lesões cutâneas eritematosas.
  - Pleurite.
  - Meningite asséptica.
  - Esplenomegalia.

Doenças Autoinflamatórias Sistêmicas

- Linfonodomegalia.
- Pericardite.

Síndrome de Schnitzler

- O achado mais comum é febre alta, intermitente, associada a *rash* cutâneo.
- Do ponto de vista genético, ainda é indefinida, mas há indícios de associação a mutações no gene NLRP3.
- Presença de erupção cutânea do tipo macular, hiperemiada, ocasionalmente associada a prurido.
- Pode coexistir urticária ao frio.
- Presença de dores articulares.
- Podem estar presentes nos episódios de crise.
    - Trombocitose.
    - Linfonodomegalia.
    - Hepatoesplenomegalia.

Síndrome periódica associada ao receptor do fator de necrose tumoral (TRAPS, *TNF receptor-associated periodic syndrome*)

- Relacionada com mutações no gene TNFRSF1A, com aumento produção de IL-1β.
- Clinicamente, o paciente apresenta:
    - Presença de febre prolongada por períodos de 1 a 3 semanas.
    - Dor abdominal intensa de surgimento súbito.
    - Mialgia migratória.
    - Lesões cutâneas
        - Máculas eritematosas.
        - Lesões urticariformes.
- Manifestações oculares podem estar presentes:
    - Conjuntivite.
    - Uveíte.
    - Edema periorbital.
- Manifestações no sistema nervoso central podem estar presentes:
    - Meningite.
    - Neurite.
    - Distúrbios comportamentais.

Deficiência de Kinase Mevalonato (MKD, *mevalonate kinase deficiency*)

- É uma doença autoinflamatória autossômica recessiva rara.

- Causada por mutação no gene *mevalonate kinase* (MVK), localizado no cromossomo 12q24.11, com perda de sua função.
- Observa-se aumento da secreção de IL-1β, promovendo resposta inflamatória sistêmica.
- Ocorre inflamação dependente das pirinas.
- Pode estar associada à síndrome de hiper-IgD (imunoglobulina D).
- Sinais e sintomas:
  - Febre.
  - Dores abdominais.
  - Vômito.
  - Diarreia.
  - Erupções cutâneas.
  - Linfadenopatia.
  - Hepatoesplenomegalia.
  - Artralgia.
  - Mialgia.
  - Úlceras em mucosas.

Síndromes periódicas associadas à criopirina (CAPS, *Cryopyrin associated periodic syndromes*)

- Grupo de doenças associadas a mutações no gene NLRP3.
- Representada por três doenças associadas à criopirina:
  - Síndrome autoinflamatória do frio familiar (FCAS, *familial cold autoinflammatory syndrome*).
  - Síndrome de Muckle-Wells (SMW).
  - Doença inflamatória multissistêmica de início neonatal (NOMID/CINCA, *neonatal onset multisystemic inflamatory disease*).
- Achados clínicos:
  - Febre recorrente.
  - Manifestações articulares
    - Artralgia.
    - Artrite.
  - Amiloidose secundária
    - Complicação grave nas CAPS.
  - *Rash* cutâneo e urticária com pouco prurido são comuns.
- Nas FCAS, as crises são provocadas pelo frio.
- O frio não é fator desencadeante na síndrome de Muckle-Wells (SMW) e na NOMID/CINCA.
- NOMID é uma condição mórbida grave e de início precoce na infância.

Doenças autoinflamatórias sistêmicas multifatoriais

- Mecanismo patogênico ainda pouco conhecido.
- Doença de Behçet, febre periódica adenopatia faringite (PFAPA) e artrite idiopática juvenil sistêmica (doença de Still) são as DAIs multifatoriais mais conhecidas.
- O diagnóstico é embasado em marcadores biológicos elevados,como IL-18, S100A12 e MRP8/14.
- Sob o aspecto clínico, pacientes com SJIA apresentam artrite típica JIA e sintomas adicionais de inflamação sistêmica, como febre periódica, pericardite, peritonite e linfadenopatia.

Síndrome PFAPA

- PFAPA é a síndrome mais comum de febre periódica na infância.
- Do ponto de vista clínico, é caracterizada por febre, ulcerações aftosas, linfonodomegalias e faringite.
- Episódios recorrentes.
- Febres mensais cíclicas em todas as faixas etárias.
- Intervalo completamente assintomático entre os episódios (resolução espontânea de 4 a 5 dias).
- Ausência de sinais de infecção de vias aéreas.
- Sintomatologia costuma ter início na infância. Em geral, a PFAPA é autolimitada, desaparecendo na adolescência.
- Embora a resolução espontânea de sintomas antes da adolescência tenha sido encarada como uma regra, podem ser observados casos em adultos.
- Em adultos com quadro clínico sugestivo, devemos avaliar a possibilidade diagnóstica de DAIs monogênicas.
- O diagnóstico diferencial da PFAPA depende da idade do paciente. Faringite infecciosa e neutropenia cíclica devem ser investigadas.
- Em crianças, é obrigatória a exclusão diagnóstica de neutropenia cíclica.
- Os pacientes não respondem à antibioticoterapia.
- Esfregaço (*swab*) de orofaringe e exame microbiológico realizados durante o episódio de febre são negativos.
- Uma resposta rápida à dose única elevada de corticoide via oral fortalece a suspeita e o diagnóstico (60 mg de prednisona ou prednisolona).
- Terapêutica da PFAPA:
  - Corticosterapia via oral nas crises. (II-2B)
  - Colchicina para profilaxia de ataques. (II-2B)
  - Biológicos inibidores da IL-19 anakinra e canakinumabe em casos graves e refratários. (II-2B)

- A amigdalectomia é uma opção em casos selecionados.
- A colchicina 1 mg/dia é eficaz na profilaxia de ataques. A literatura orienta o uso prolongado sem, entretanto, definir qual o melhor período de tratamento.

Doença de Behçet (DB)

- Atualmente reconhecida como DAI.
- É um distúrbio inflamatório sistêmico crônico recidivante.
- Caracteriza-se por ulcerações em mucosa bucal (aftas) e genital, lesões cutâneas, oculares, gastrointestinais, envolvimento neurológico e artrite.
- A doença costuma ser diagnosticada entre a terceira e a quarta década de vida.
- Pode também manifestar-se em idosos ou na infância.
- A constatação de casos na mesma família sugere fortemente que fatores genéticos tenham uma função na imunopatogênese.
- DB é considerada uma doença inflamatória relacionada com perfil de citocinas Th1.
- Células Th17 produtoras de IL-17 também têm uma função importante na imunopatogênese.
- Ulcerações aftosas na mucosa bucal é o achado clínico mais comum (acima de 80% dos casos).
- Essas ulcerações aftosas são recidivantes e de difícil resolução.
- De acordo com os critérios diagnósticos, as ulcerações aftosas devem ocorrer mais de 3 vezes em um período de 12 meses.
- As ulcerações aftosas são normalmente localizadas na mucosa bucal não queratinizada e na mucosa lateral e ventral da superfície da língua.
- As úlceras genitais são clinicamente semelhantes às úlceras da mucosa bucal, e, em geral, são maiores e mais dolorosas.
- As lesões do tipo eritema nodoso podem também ser observadas em pacientes com DB e são caracterizadas por lesões nodulares extremamente dolorosas e com distribuição difusa em toda a pele.
- O envolvimento ocular ocorre entre 40 e 60% dos pacientes com DB.
- Manifestações oculares mais comuns são panuveíte, uveíte anterior e/ou posterior.
- Envolvimento cardiovascular pode ser observado em alguns casos, como pericardite, endocardite e e lesões valvulares.
- Artrite e artralgias são relatadas com frequência.
- Podem ser observados envolvimento no SNC, como: trombose do seio dural, vasculite arterial e meningite asséptica.
- Terapêutica da DB:
  - Inibidores da calcineurina: o tratamento tópico com pimecrolimus demonstrou eficácia no tratamento de úlceras genitais.

- Os corticoides tópicos são eficazes para diminuir a dor e o tempo de cicatrização das ulcerações bucais e genitais. (II-2B)
- Os antibióticos e agentes antissépticos bucais são usados para reduzir as infecções bacterianas secundárias.
- O uso de corticosteroides sistêmicos é recomendado para pacientes com envolvimento ocular, vascular, gastrointestinal e/ou neurológico. (II-1A)
- Tratamento com 1 g de metilpednisolona intravenosa por 3 dias consecutivos e depois 1 mg/kg/dia de prednisolona via oral com desmame gradual é recomendado até a remissão do quadro clínico. (II-1A)
- A colchicina é muito utilizada para o envolvimento mucocutâneo na dose de 1,0-2,0 mg/dia. (II-1A)
- A azatioprina é empregada com sucesso quanto há envolvimento ocular e no tratamento da artrite e lesões mucocutâneas. (II-1A)
- A terapêutica com azatioprina também pode ser uma opção de tratamento eficaz para pacientes com manifestações neurológicas e gastrointestinais. (II-2B)
- A dose recomendada de azatioprina é de 2,5 mg/kg/dia. Um período de 3 meses é considerado necessário para a obtenção de uma resposta suficiente com azatioprina.
- A ciclosporina é atualmente recomendada na dose de 3-5 mg/kg/dia em caso de lesões oculares, bucais e genitais. Não é recomendado o seu uso quando há envolvimento do SNC. (II-2B)
- O uso de IFN-α na dose de 3-9 $\times$ 10^6 unidades 3 vezes por semana foi relatado como eficaz em pacientes com envolvimento ocular, vascular e neurológico grave. (II-2B)
- Biológicos inibidores da interleucina 1 (IL-1) em casos graves e refratários (anakinra e canakinumabe) são indicações recentes com excelentes resultados clínicos. (II-2B)
- O etanercept é o único agente anti-TNF-α que foi comprovado ser efetivo em pacientes com DB com comprometimento em pele e mucosas. (II-2B)

Artrite sistêmica idiopática juvenil (*systemic juvenile idiopathic arthritis* – SJIA ou doença de Still)

- DAI multifatorial grave e rara.
- Etiopatogênese pouco conhecida.
- Na infância, é considerada um dos subtipos de artrite idiopática juvenil.
- A nomenclatura atual utiliza os termos artrite sistêmica idiopática juvenil (SJIA) e doença de Still em adultos, dependendo da faixa etária do paciente.
- A apresentação na infância costuma ocorrer entre 1 e 3 anos de vida.
- Mais prevalente no sexo feminino: 4:1.

- Picos febris é um achado clínico importante.
- Essas duas condições autoinflamatórias multifatoriais são acompanhadas de um risco alto de mortalidade.
- Sinais e sintomas: artrite em uma ou mais articulações precedida por febre diária de pelo menos 2 semanas de duração e acompanhada de erupção cutânea eritematosa (cor de salmão), linfonodomegalia, hepatomegalia e/ou esplenomegalia.
- Não há exames laboratoriais específicos.
- Em geral, observamos laboratorialmente: PCR elevada, VHS acelerado, anemia, leucocitose e trombocitose.
- Tratamento da SJIA e da doença de Still tradicionalmente é realizado com anti-inflamatórios, corticoides e metotrexato.
- Biológicos inibidores da IL-1 (anakinra e canakinumabe) são indicações recentes, com excelentes resultados clínicos. (II-2A)

Tratamento das DAIs

- Durante as crises, os corticosteroides podem ser uma opção para reduzir o processo inflamatório
  - Uso contínuo não é recomendado.
  - A retirada de corticosteroides, quando em uso contínuo, pode ocasionar recidivas frequentes com efeito rebote.
- A colchicina tem sido o principal agente terapêutico utilizado no tratamento da FFM.
- Emprego de medicamentos biológicos é atualmente uma opção terapêutica.

Biológicos

- Os biológicos que inibem IL-1 apresentam resultados satisfatórios (II-1 A):
  - Anakinra
    - Antagonista recombinante dos receptores anti-IL-1, que inibe tanto a IL-1α como a IL-1β ao ligar-se ao receptor de IL-1.
  - Canakinumabe
    - Anticorpo monoclonal humano seletivo anti-IL-1β.
    - Indicado no tratamento das seguintes DAIs:
      - ☐ Síndromes periódicas associadas à criopirina (CAPS).
      - ☐ Síndrome periódica associada ao receptor do fator de necrose tumoral (TRAPS).
      - ☐ Síndrome da hiperimunoglobulinemia D (HIDS)/deficiência da mevalonato quinase (MKD).
      - ☐ Febre familiar do Mediterrâneo (FMF).
      - ☐ Doença de Still do adulto e artrite idiopática juvenil sistêmica.

Tabela 13.1 – Características das principais DAIs monogênicas e o tratamento indicado

Doença	Gene afetado	Locus	Herança	Prevalência	Razão F/M	Tratamento	Mecanismo
FFM	MEFV	16P13.3	AR	Turquia 1:4.000-1:1.000 Israel 1:1.000 (Judeus "não *ashkenazi*") Armênia 1:500	1:1	Inibição de colchicina/IL-1	Inflamasomopatia
Doenças com mutações no gene NLRP3 — FCAS	NLRP3	1Q44	AD	França 1:360.000	2:1	Inibição de IL-1 Bloqueio IL-1 NSAIDS/Corticosteroides (manutenção primária)	Inflamasomopatia
SMW	NLRP3				1:1		
NOMID	NLRP3				1:1		
MKD	MVK	12Q24.11	AR	Países baixos 5:1.000.000	1:1	Bloqueio IL-1 Bloqueio IL-6 Bloqueio TNF-A NSAIDS/Glicocorticoides (alívio dos sintomas durante inflamação) Etanercept	Inflamasomopatia
TRAPS	TNFRS1A	12P13.31	AD	1:1.000.000	3:2	Bloqueio IL-1 Etanerecept NSAIDS/corticosteroides (manutenção primária)	Distúrbio de dobramento proteico

- Rilonacept
  - Impede a interação de IL-1α, IL-1β, e IL-1Ra.
- Pacientes com TRAPS respondem ao etanercept, um biológico que inibe o TNF-α.

A Tabela 13.1 apresenta, de modo resumido, as características das principais DAIs monogênicas e o tratamento indicado.

Literatura recomendada

- Bulur I, Onder M. Behçet disease: New aspects. Clinics in Dermatology. 2017;35(5): 421-34.
- Dinarello CA, Simon A, van der Meer JWM. Treating inflammation by blocking interleukin-1 in a broad spectrum of diseases, Nat Rev Drug Discov. 2012;11:633-52.
- Hausmann JS. Targeting cytokines to treat autoinflammatory diseases, Clin. Immunol. 2019;206:23-32.
- Jesus AA, Goldbach-Mansky R. IL-1 blockade in autoinflammatory syndromes, Annu Rev Med. 2014;65:223-44.
- Krainer J, Siebenhandl S, Weinhäusel A. Systemic autoinflammatory diseases. J Autoimmun. 2020 Feb 1:10242.
- Mendonça LO, Azzolini RK, de Assis JP, Franco A, Kalil J, Castro FM, Pontillo A, Barros MT. Uma nova classe de doenças: doenças autoinflamatórias. Arq Asma Alerg Imunol. 2017;1(3):195-263-71.
- Schnappauf O, Chae JJ, Kastner DL, Aksentijevich I. The pyrin inflammasome in health and disease, Front. Immunol. 2019;10.
- Sfriso P, Bindoli S, Doria A, Feist E, Galozzi P. Canakinumab for the treatment of adult-onset Still's disease. Expert Rev Clin Immunol. 2020 Feb;16(2):129-38.
- Sota J, Rigante D, Ruscitti P, Insalaco A, Sfriso P, de Vita S, et al. Anakinra Drug Retention Rate and Predictive Factors of Long-Term Response in Systemic Juvenile Idiopathic Arthritis and Adult Onset Still Disease. Front Pharmacol. 2019 Aug 23;10:918.
- Torre-Minguela C, Mesa del Castillo P, Pelegrín P. The NLRP3 and pyrin inflammasomes: implications in the pathophysiology of autoinflammatory diseases. Front Immunol. 2017:8.
- Więsik-Szewczyk E, Wolska-Kuśnierz B, Jahnz-Różyk K. Periodic fever, aphthous stomatitis, pharyngitis and cervical adenitis syndrome persisting to adulthood - an example of a diagnostic and therapeutic challenge. Reumatologia. 2019;57(5):292-96.

14 Guia de Prescrição Farmacológica

CORTICOSTEROIDES TÓPICOS NASAIS

Mometasona (acima de 2 anos)
Nasonex® (50 µg/jato) (60 ou 120 doses)
Crianças – 1 jato/dia
Adultos – 2 a 4 jatos/dia

Triancicolona (acima de 4 anos)
Airclin® *spray* nasal (55 µg/jato) (120 doses)
Crianças – 1 jato/dia
Adultos – 2 jatos/dia
Nasocort® (55 µg/jato) (120 doses)

Beclometasona (acima de 6 anos)
Alerfin® *spray* nasal (100 µg/jato) (120 doses)
Crianças – 1 jato 2×/dia
Adultos – 2 jatos 2×/dia
Clenil® *spray* nasal (50 µg/jato) (130 doses)

Budesonida (acima de 6 anos)
Budecort aqua® (32 ou 64 µg/jato) (120 doses) (2×/dia)
Busonid® *spray* nasal (50 µg/jato) (60 ou 120 doses) (2×/dia) e (100 µg/jato)
(60 ou 120 doses) (1 a 2×/dia)
Noex® (32 ou 64 µg/jato) (120 doses); (50 µg/jato) (200 doses)
1 jato de 64 ou 50/narina 2×/dia ou 2 jatos de 32/narina 2×/dia

Fluticasona (acima de 4 anos)
Flixonase® *spray* nasal (50 µg/jato) (60 ou 120 doses)
Plurair® *spray* nasal (50 µg/jato) (60 ou 120 doses)
Crianças – 1 jato/dia
Adultos – 2 jatos/dia
Avamys® *spray* nasal (27,5 µg/jato) (120 doses)
Crianças – 1 jato/dia
Adultos – 2 jatos/dia

ANTI-HISTAMÍNICOS SISTÊMICOS – ANTI-H1 CLÁSSICOS

Cetotifeno
  Asmax® (100 mL); Asmifen® (100 mL); Octifen® (5 mL); Zaditen® (120 mL);
  Zetitec® (120 mL) (xarope: 1 mL = 0,05 md ou 5 mL = 1 mg)
    6 meses a 3 anos – 2,5 mL 2×/dia
    Acima de 3 anos – 5 mL ou 1 cp (1mg) 2×/dia

Clemastina
  Agasten® (xarope: 1 mL = 0,05 mg)
    Até 1 ano – 2,5 mL 2×/dia
    1 a 3 anos – 5 mL 2×/dia
    6 a 12 anos – 7,5 a 10 mL 2×/dia
    Adultos – 1 cp (1 mg) 2×/dia

Prometazina
  Fenergan®; Pamergan®; Prometazol®
    Adultos – 2 a 6 cp/dia (cp = 25 mg)
    Solução injetável (mais indicado IM) – 1 mL = 25 mg

Dexclorfeniramina (Genérico)
  Polaramine® (xarope: 1,25 mL = 0,5 mg)
    2 a 6 anos – 1,25 mL 3×/dia (máximo 3 mg/dia)
    6 a 12 anos – 2,5 mL 3×/dia (máximo 6 mg/dia)
    Adultos – 1 cp (2 mg) ou 5 mL 3×/dia (máximo 12 mg/dia)
  Polaramine Repetabs®
    Acima de 12 anos – 1 drágea (6 mg) 2×/dia

Hidroxizina
  Hixizine® (cp = 25 mg); Prurizin® (cp = 10 e 25 mg) (xarope 1 mL = 2 mg)
  3 a 4×/dia
    Crianças – 0,5 a 2 mg/kg/dia ou 0,25 a 1 mL/kg/dia
    Adultos – máximo de 150 mg/dia

Bronfeniramina + fenilefrina
  Decongex plus®
    Crianças – 2,5 a 5 mL 4×/dia (xarope); 2 gotas/kg peso, divididas em 3×/dia
      (solução oral – máximo 60 gotas)
    Adultos – 1 cp 2×/dia (comprimidos); 10 a 15 mL 4×/dia (xarope)

ANTI-HISTAMÍNICOS SISTÊMICOS – ANTI-H1 NÃO CLÁSSICOS

Cetirizina
Aletir®; Cetihexal®; Cetrizin®; Zetalerg®; Zetir®; Zyrtec®
2 a 6 anos – 2,5 mL 2×/dia
6 a 12 anos – 5 mL 2×/dia
Adultos – 1 cp (10 mg)/dia

Loratadina
Genérico: Alergaliv®; Atinac®; Clarilerg®; Claritin®; Histadin®; Histamix®;
Lergitec®; Loralerg®; Loremix D®; Loranil® (xarope: 1 mL = 1 mg)
2 anos até 30 kg – 5 mL/dia
Acima de 30 kg – 10 mL/dia
Acima de 12 anos e adultos – 1 cp (10 mg)/dia

Desloratadina
Desalex®; Histabloc®; Sigmaliv® – xarope: 1 mL = 0,5 mg
2 a 5 anos – 2,5 mL 1×/dia
6 a 12 anos – 5 mL 1×/dia
Acima de 12 anos – 10 mL ou 1 cp (5 mg)/dia

Fexofenadina
Allegra Infantil® (cp de 30 mg); Allegra® (cp de 60, 120 ou 180 mg);
Allegra D® (cp de 60 ou 120 mg); Altiva® (cp de 120 ou 180 mg); Fexodane®
(cp de 60, 120 ou 180 mg); Rafex® (cp de 120 mg); Genérica (cp de 180 mg)
6 a 12 anos – 1 cp (30 mg) 2×/dia
Acima de 12 anos – 1 cp (60 mg) 2×/dia ou 1 cp (120/180 mg) 1×/dia

Ebastina
Ebastel®
2 a 5 anos – 2,5 mL/dia
Acima de 6 anos – 5 mL/dia
Acima de 12 anos – 1 a 2 cp (10 mg)/dia

Epinastina
Relestat®; Talerc®; Talerc D®
Acima de 6 anos – 2,5 a 5 mL/dia (2,5 mL = 5 mg)
Acima de 12 anos – 1 cp (10 ou 20 mg)/dia

Rupatadina
Rupafin®
Acima de 12 anos – 1 cp (10 mg)/dia

Levocetirizina
Zina®; Zyxem®
Acima de 6 anos – 1 cp (5 mg)/dia

ANTI-HISTAMÍNICO ANTI-H2

Ranitidina
  Antak®; Label®; Ranidin®; Ranition®; Ranytisan®; Zylium®; Genérica
  Crianças acima de 1 mês – 2 a 4 mg/kg 2×/dia (máximo 300 mg/dia)

COLÍRIOS

Cetotifeno
  Zaditen®
    1 gota/olho 2 a 4×/dia
  Cetotifeno colírio®
    1 gota/olho 2 a 4×/dia

Ciclosporina
  Restasis®
    1 gt 2×/dia, de 12/12 horas

Cromoglicato dissódico
  Cromolerg®; Maxicrom®; Opticrom®
    2% e 4% – 1 gota/olho 4×/dia

Dexametasona
  Maxidex®
    Casos graves – 1 ou 2 gts de 1/1 hora reduzindo-se a dosagem até
      observar melhora
    Casos leves – 1 ou 2 gts podem ser utilizadas de 4 a 6×/dia
  Biamotil D® (ciprofloxacino + dexametasona)
    1 a 2 gts de 4/4 horas (primeiras 24 ou 48 horas, dose pode ser aumentada
    para 1 ou 2 gts a cada 2 horas)

Emedastina
  Emadine® – 1 gt/olho até 4×/dia

Fluormetolona
  Florate®; Flutinol®
    1 a 2 gts 4×/dia (primeiras 24 ou 48 horas, dose pode ser aumentada para
    2 gts a cada 2 horas)

Levocabastina
  Livostin® – 1 gt/olho até 4×/dia

Lodoxamida
  Alomide®
    0,1% – 1 gt/olho 4×/dia

Guia de Prescrição Farmacológica

COLÍRIOS (cont.)

Loteprednol
  Alrex®
    1 gt 4×/dia
  Loteprol®
    1 a 2 gts 4×/dia (primeira semana a dose pode ser aumentada para até
    1 gt/hora)

Olopatadina
  Patanol®
    1 gt/olho 2×/dia
  Patanol S®
    1 gt/olho 1×/dia

Rimexolona
  Vexol®
    1 ou 2 gts 4× ou mais/por dia, de acordo com a gravidade da inflamação

Tobramicina
  Tobrex®
    1 ou 2 gts 4×/por dia (casos leves ou moderados); 2 gts a cada hora (casos
    graves)

BRONCODILATADORES NA ASMA BRÔNQUICA

β-adrenérgicos de curta duração

Fenoterol
  Berotec®
    Inalatório
      1 gt/3 a 5 kg (1 gt = 250 µg) 0,1 mg/kg/dose até 5 mg (20 gts) ou 10 gts
      para criança e 20 para adultos
    Aerosol
      100 µg/dose (200 doses) e 200 µg/dose (300 doses)
    Oral
      Abaixo de 1 ano – 5 mL 2 a 3×/dia
      1 a 6 anos – 5 a 10 mL 3×/dia
      6 a 12 anos – 10 mL 3×/dia
      Acima de 12 anos – 5 a 10 mL 3×/dia
    Gotas
      0,25 mg/gota (com 20 mL)
    Xarope pediátrico
      10 mL = 2,5 mg (com 120 mL)
    Xarope adulto
      10 mL = 5 mg (com 120 mL)

BRONCODILATADORES NA ASMA BRÔNQUICA (cont.)

Salbutamol
  Inalatório
    1 gt/3 kg/inalação (máximo de 10 gts)
  Oral
    0,1 a 0,15 mg/kg/dose 4×/dia
  Aerolin®
    Spray
      100 µg/dose
    Solução para nebulização
      5 mg/20 gts
    Solução oral
      2 mg/5 mL
  Salbutamol®
    Spray
      10 a 200 µg/dose
    Xarope
      2 mg/mL
    Cápsulas
      2 a 4 mg

Terbutalina
  Bricanyl® (solução para nebulização)
    Crianças – 1 gt/5 kg de peso (até 8 gotas)
    Adultos – 4 a 6 gts até o máximo de 20 gts (1 gt = 0,5 mg). Início de ação
    após 30 minutos

Bambuterol (pró-fármaco da terbutalina, com formação prolongada de
terbutalina, atuando como ação prolongada; não indicado na crise aguda)
Bambec®; Bambair®
  Solução oral
    2 a 6 anos – 10 mL (1 mg/mL)
    Acima de 6 anos – 10 a 20 mL 1×/dia (à noite) em caucasianos e metade
    da dose em orientais

ANTICOLINÉRGICOS

Brometo de ipratrópio
  Atrovent®
    Solução para inalação (0,25 mg/20 gts) (20 mL)
      Abaixo de 2 anos – 0,05 a 0,125 mg/dose até 4×/dia
      Acima de 2 anos – 0,125 a 0,25 mg/dose até 4×/dia
      Adultos – 0,250 a 0,500 mg/dose até 4×/dia
    Aerossol (0,02 mg/jato – 15 mL ou 300 doses)
      Acima de 5 anos – 2 jatos até 4×/dia

CORTICOSTEROIDES INALATÓRIOS ORAIS (DOSAGENS DEPENDEM DOS ESTÁGIOS DE CLASSIFICAÇÃO DA ASMA BRÔNQUICA)

Beclometasona
  Alerfin®
    100 µg/jato (120 doses)
  Beclort®
    250 µg/jato (200 doses)
  Beclosol *spray*®
    50 e 250 µg/jato (200 doses)
  Clenil HFA *spray*®
    50 a 250 µg/jato (200 doses)
  Clenil HFA *jet*®
    250 µg/jato (200 doses)
  Clenil pulvinal®
    100, 200 e 400 µg/dose (100 doses)
  Clenil A® suspensão para aeroinaloterapia
    200 e 400 µg/mL (2 mL/flaconete) (5, 10 e 20 flaconetes)
  Miflasona®
    200 e 400 µg (60 caps)

Budesonida
  Busonid aerossol oral®
    50 a 200 µg (100 doses) (acima de 1 ano)
  Busonid caps®
    200 e 400 µg (60 caps)
  Miflonide®
    200 e 400 µg (60 caps) (acima de 6 anos)
  Noex®
    200 e 400 µg (60 caps) (acima de 6 anos)
  Pulmicort suspensão para nebulização®
    0,25 e 0,5 mg/mL (2 mL) (acima de 6 meses)

Fluticasona (acima de 1 ano)
  Flixotide *spray*®
    50 e 250 µg/jato (60 doses)
  Flixotide *diskus*®
    50 e 250 µg/jato (60 doses)
  Flutican® (acima de 4 anos)
    50 µg/dose (120 doses)
  Fluticaps®
    50 e 250 µg/cap (60 caps com e sem inalador)

Ciclesonida (acima de 4 anos)
  Alvesco®
    80 e 160 µg/jato (60 ou 120 doses)

ASSOCIAÇÃO CORTICOIDE + β-ADRENÉRGICOS DE AÇÃO PROLONGADA

Alenia® (acima de 6 anos)

Formoterol/budesonida – 6/100 μg, 6/200 μg ou 12/400 μg (60 caps.)

Clenil HFA *spray jet*®

Beclometasona (250 μg)/salbutamol (100 μg) – 200 doses

Clenil Compositum A®

Beclometasona (400 μg)/salbutamol (800 μg) – 2 mL/flaconete (10 flaconetes)

Combivent® (acima de 12 anos)

Salbutamol (120 μg)/brometo de ipratrópio (20 μg) – 2 a 4 ×/dia (200 doses)

Duovent N®

Fenoterol (100 μg)/brometo de ipratrópio (40 μg) – frascos com 10 mL

Foraseq® (acima de 5 anos)

1 cápsula de formoterol (12 μg) e 1 cápsula de budesonida (200 ou 400 μg) – 60 caps

Seretide *spray*® (acima de 5 anos)

Salmeterol (25 μg)/fluticasona (50, 125 ou 250 μg) – 120 doses

Seretide *diskus*® (acima de 4 anos)

Salmeterol (50 μg)/fluticasona (100, 250 ou 500 μg) – 28 ou 60 doses

Symbicort *turbuhaler*® (acima de 4 anos)

Formoterol (6 μg)/budesonida (100 ou 200 μg) ou formoterol (12 μg)/budesonida (400 μg) – todos com 60 doses

Zenhale®

Formoterol (5 μg)/mometasona (50, 100 ou 200 μg) – todos com 120 doses

CORTICOSTEROIDES SISTÊMICOS

Prednisona – 1 a 2 mg/kg/dia (máximo 60 mg) dose única pela manhã

Meticorten® – cp de 5 e 20 mg
   Prednisona® – cp de 5 e 20 mg

Prednisolona – 1 a 2 mg/kg/dia ou 20 a 50 mg/m²/dia
   Prednisolona® – solução: 1 mg/mL
   Prednisolon solução oral® – 1 mg/mL (100 mL)
   Predsim solução oral® – 3 mg/mL (60 ou 100 mL); cp de 5 mg (10 e 20 cps),
      de 20 mg (20 cps)
   Prelone® – solução oral: 3 mg/mL (60 ou 120 mL); comprimidos: cp de 5 mg
      (20 cps), de 20 mg (10 cps)

Metilprednisolona – ataque 2 mg/kg/dose e manutenção de 1 mg/kg/dose a
cada 6 horas; acima de 12 anos – 100 mg a cada 6 horas
   Metilprednisolona® ampola – 125 e 500 mg
   Solu-Medrol® ampola – 40, 125, 500 e 1000 mg

Deflazacorte – crianças: 1,5 gt/kg/dia; adultos: 30 a 90 mg/dia
   Calcort® 1 gt = 1 mg – cp de 6 mg (20 cps) e 30 mg (10 cps)
   Deflaimmun® suspensão oral – 22,7 mg/mL (13 mL); cp de 6 mg, 7,5 mg,
      30 mg (todos 10 cps)
   Deflanil® – cp de 7,5 mg (20 cps) e de 30 mg (10 cps)
   Deflazacorte – cp de 6 mg (20 cps) e de 30 mg (10 cps)

Betametasona
   Celestone® – 0,5 mg/26 gts; cp de 0,5 mg (20 cps), de 2 mg (10 cps); injetável
      de 4 mg/mL (EV)
   Diprospan® – 2 mg e 5 mg (IM)

Dexametasona – 0,01 a 0,3 mg/dia
   Decadron® – cápsulas: 0,5, 0,75 e 4 mg; elixir: 0,5 mg/5 mL; ampola: 2 e 4 mg

Hidrocortisona – ataque 10 mg/kg/dose e manutenção com 20 a 30 mg/kg/
dia – 6/6 (EV)
   Cortisonal® – ampolas de 100 e 500 mg

Solu-cortef® – ampolas de 100, 500 e 1.000 mg

ANTILEUCOTRIENOS

Montelucaste – competem com receptores cisteínicos de leucotrienos

Singulair® Baby – 6 meses a 2 anos: 1 sachê com 4 mg à noite

Singulair®; Montelair®; Piemonte®
  2 a 5 anos – 1 cp mastigável de 4 mg à noite
  6 a 14 anos – 1 cp mastigável de 5 mg à noite
  Acima de 15 anos – 1 cp revestido de 10 mg à noite (10 ou 30 cps): ingestão
    com ou sem alimentos

CREMES HIDRATANTES

Ceramidas – Fisiogel®

Óleo de amêndoas doces

Ureia de 5% a 10% ou lactato de amônia (Cold cream®, Cereadin 3%®, Epidrat®, Hidrapel®, Lactrex®, Nutraderm®)

Controle do prurido
  Anti-histamínicos clássicos e/ou não clássicos

IMUNOMODULADORES TÓPICOS – INIBIDORES DE CALCINEURINA

Pimecrolimo Elidel® 1%
  Acima de 3 meses – 2×/dia

Tacrolimo Protopic®
  2 a 15 anos – 0,03% 2×/dia
  Adultos – 0,1% 2×/dia

Tarfic® (0,03% – acima de 2 anos; 0,1% – acima de 16 anos)
  Acima de 2 anos – 2×/dia por 3 semanas; após, 1×/dia até o
    desaparecimento dos sintomas
  Acima de 16 anos – 0,1% 2×/dia até o desaparecimento dos sintomas.
    Pode-se reduzir as doses ou a concentração, de acordo com a resposta do
    eczema

IMUNOGLOBULINA INTRAVENOSA

Terapia de reposição em pacientes com hipo ou agamaglobulinemia congênita ou adquirida
  300 a 400 mg/kg de peso, a cada três a quatro semanas

Infecções recorrentes em crianças com AIDS (não indicada em adultos)
  200 a 400 mg/kg de peso, a cada duas a quatro semanas

Necrólise epidérmica tóxica (síndrome de Lyell)
  750 mg a 1 g/kg/4 dias, ou 2 g/kg de peso em dose única

Biológicos

ANTICORPO ANTI-IgE

Omalizumabe
  Xolair®
    É usado para tratamento de asma alérgica persistente moderada a grave
      em adultos e crianças (acima de 6 anos de idade), cujos sintomas não
      estão controlados por corticosteroides inalatórios (CI)
    É indicado como terapia adicional para uso adulto e pediátrico (acima de
      12 anos de idade) em pacientes com urticária crônica espontânea (UCE)
      refratária ao tratamento com anti-histamínicos H1
    Pode ser usado por pacientes com 65 anos ou mais. Não há evidências que
      sugiram quaisquer precauções especiais necessárias para o tratamento
      de pacientes idosos, embora as experiências ainda sejam limitadas
    No tratamento da asma: dose e frequência apropriadas são determinadas
      pela IgE (UI/mL) de base, medida antes do início do tratamento,
      conjuntamente com o peso corporal (kg). Podem ser necessários 75 a
      600 mg em 1 a 4 injeções por cada administração. Dose máxima – 600
      mg a cada 2 semanas
    No tratamento da UCE: 300 mg dose única mensal
    Categoria de risco na gravidez: B

DOSES DE XOLAIR® (MG/DOSE) ADMINISTRADAS POR INJEÇÃO SUBCUTÂNEA A CADA 4 SEMANAS

IgE basal (UI/mL)	Peso corporal (kg)									
	≥ 20-25	> 25-30	> 30-40	> 40-50	> 50-60	> 60-70	> 70-80	> 80-90	> 90-125	> 125-150
≥ 30-100	75	75	75	150	150	150	150	150	300	300
>100-200	150	150	150	300	300	300	300	300	450	600
>200-300	150	150	225	300	300	450	450	450	600	
> 300-400	225	225	300	450	450	450	600	600		
> 400-500	225	300	450	450	600	600				
> 500-600	300	300	450	600	600					
> 600-700	300		450	600						
> 700-800										
> 800-900										
> 900-1.000										
> 1.000-1.100										

DOSES DE XOLAIR® (MG/DOSE) ADMINISTRADAS POR INJEÇÃO SUBCUTÂNEA A CADA DUAS SEMANAS

IgE basal (UI/mL)	Peso corporal (kg)									
	≥ 20-25	> 25-30	> 30-40	> 40-50	> 50-60	> 60-70	> 70-80	> 80-90	> 90-125	> 125-150
≥ 30-100										
> 100-200										
> 200-300	Administração a cada 4 semanas (ver Quadro anterior)									375
> 300-400									450	525
> 400-500							375	375	525	600
> 500-600						375	450	450	600	
> 600-700		225			375	450	450	525		
>700-800	225	225	300	375	450	450	525	600		
> 800-900	225	225	300	375	450	525	600			
> 900-1.000	225	300	375	450	525	600				
> 1.000-1.100	225	300	375	450	600	Não administrar – informação indisponível para recomendar dose				
> 1.100-1.200	300	300	450	525	600					
> 1.200-1.300	300	375	450	525						
>1.300-1.400	300	375	525	600						

ANTICORPO ANTI-IL5

Mepolizumabe
Nucala®
Mepolizumabe é indicado como tratamento complementar de manutenção da asma eosinofílica grave em pacientes adultos e pediátricos a partir de 6 anos de idade
Indicado para pacientes com asma grave eosinofílica com contagens de eosinófilos sanguíneos ≥ 150 células/μL
Também é indicado como tratamento complementar aos corticosteroides em pacientes adultos com granulomatose eosinofílica com poliangeíte (GEPA) recidivante ou refratária
Pacientes com infecções por helmintos preexistentes devem ser tratados para a infecção antes da terapia
A dose recomendada é de 100 mg, administrados por via subcutânea, 1 vez a cada 4 semanas
Não há recomendação de ajuste de dose em pacientes de 65 anos ou mais
Não se conhecem os efeitos do mepolizumabe na gravidez humana
A necessidade de terapêutica continuada deve ser considerada, pelo menos, numa base anual, conforme determinado pela avaliação do médico da gravidade da doença, do doente e do nível de controle das exacerbações

ANTICORPO ANTIRRECEPTOR DE IL-5 (IL-5Rα)

Benralizumabe
Fasenra®
Via subcutânea em pacientes adultos
É indicado como tratamento adjuvante de manutenção para asma grave com fenótipo eosinofílico em pacientes adultos
Foram observadas reduções nas taxas de exacerbação, independentemente da contagem basal de eosinófilos; no entanto, o aumento na contagem basal de eosinófilos foi identificado como um possível preditor da melhor resposta ao tratamento
A dose recomendada é 30 mg, administrados por injeção subcutânea a cada 4 semanas para as primeiras 3 doses, e depois a cada 8 semanas
Com base na análise da farmacocinética populacional, a idade não afetou a depuração de benralizumabe
A administração de benralizumabe a mulheres grávidas deve ser considerada somente se o benefício esperado para a mãe for maior do que qualquer possível risco para o feto.
Categoria de risco na gravidez: B

ANTICORPO ANTIRRECEPTOR DE IL-4

Dupilumabe
Dupixent®
Dupilumabe é um anticorpo monoclonal totalmente humano contra o receptor alfa da interleucina (IL)-4, que inibe a sinalização IL-4/IL-13
Indicado para pacientes acima de 12 anos com dermatite atópica moderada /grave e/ou asma grave de difícil controle
Os doentes com infeções helmínticas preexistentes devem ser tratados antes de iniciarem o dupilumabe
A quantidade de dados sobre a utilização de dupilumab em mulheres grávidas é limitada
Dose inicial de 600 mg (duas injeções de 300 mg), seguida por 300 mg administrados em semanas alternadas sob a forma de injeção subcutânea
Não é recomendado qualquer ajuste posológico para os doentes idosos
Cada seringa pré-cheia de utilização única contém 300 mg de dupilumabe em 2 mL de solução (150 mg/mL)

ANTICORPO ANTI-IL-1

Secuquinumabe
  Ilaris®
    Adultos e crianças de 4 anos de idade ou mais:
      150 mg para pacientes com peso corporal > 40 kg;
      2 mg/kg com peso corporal ≥ 15 kg e ≤ 40 kg;
      4 mg/kg com peso corporal ≥ 7,5 kg e < 15 kg.
    Crianças a partir de 2 a < 4 anos de idade:
      4 mg/kg para pacientes com peso corporal ≥ 7,5 kg é administrado em
      dose única a cada 8 semanas, por injeção subcutânea.
    Para pacientes com uma dose inicial de 150 mg ou 2 mg/kg, se uma
    resposta clínica satisfatória (resolução da erupção cutânea e outros
    sintomas de inflamação generalizada) não for alcançada em 7 dias após o
    início do tratamento, uma segunda dose de 150 mg ou 2 mg/kg pode ser
    considerada.
      Se uma resposta completa ao tratamento for alcançada posteriormente,
        o regime de intensificação da dose de 300 mg ou 4 mg/kg a cada 8
        semanas pode ser mantido.
      Se uma resposta clínica satisfatória não for alcançada em 7 dias após
        essa segunda dose, uma terceira dose de 300 mg ou 4 mg/kg pode ser
        considerada.
      Se uma resposta completa ao tratamento for subsequentemente
        alcançada, o esquema de dose intensificado de 600 mg ou 8 mg/kg a
        cada 8 semanas deve ser mantido.
    Para pacientes com a dose inicial de 4 mg/kg, se a resposta clínica
    satisfatória não for alcançada em 7 dias após o início do tratamento, uma
    segunda dose de 4 mg/kg pode ser considerada.
      Se uma resposta completa ao tratamento for alcançada, o esquema de
        dose intensificado de 8 mg/kg a cada 8 semanas deve ser mantido

TERAPIA MEDICAMENTOSA PARA ANGIOEDEMA HEREDITÁRIO (AEH)

Icatibanto
  Firazyr®
    Dose recomendada é uma injeção (3 mL, 30 mg) aplicada via subcutânea
      logo que se observar a crise de angioedema hereditário
    Se não houver alívio dos sintomas após 6 horas, uma injeção adicional de
      3 mL pode ser aplicada. Se depois de mais 6 horas ainda não houver
      alívio, uma terceira injeção de 3 mL pode ser aplicada
    Não se deve administrar mais de 3 injeções em um período de 24 horas,
      nem mais de um total de 8 injeções por mês

INIBIDOR DE C1 ESTERASE DERIVADO DE PLASMA HUMANO

Berinert®
Em crise aguda/pacientes adultos e pediátricos
Dose de 20 UI (Unidades Internacionais) por quilograma de peso corporal (20 UI/kg pc)
A solução reconstituída deve ser administrada por injeção intravenosa lenta ou infusão (4 mL/minuto)

INIBIDOR DE C1 ESTERASE DERIVADO DE PLASMA HUMANO

Cirynze®
Adultos
Tratamento de crises de angioedema
1.000 UI de Cinryze® ao primeiro sinal de início de uma crise de angioedema
Pode administrar-se uma segunda dose de 1.000 UI se o doente não tiver respondido adequadamente após 60 minutos
Em doentes com crises laríngeas, ou no caso de um atraso no início do tratamento, a segunda dose pode ser administrada antes de terem decorrido os 60 minutos
Prevenção de rotina de crises de angioedema
1.000 UI de Cinryze® em intervalos de 3 ou 4 dias é a dose inicial recomendada para a prevenção de rotina de crises de angioedema; o intervalo entre administrações pode ter de ser ajustado de acordo com a resposta individual. A necessidade constante de uma profilaxia regular com Cinryze® deve ser revista numa base regular
Prevenção pré-intervenção de crises de angioedema
1.000 UI de Cinryze® no período de 24 horas antes de uma intervenção médica, dentária ou cirúrgica
Adolescentes
Para o tratamento, prevenção de rotina e prevenção pré-intervenção em adolescentes dos 12 aos 17 anos de idade, a dose é a mesma que a dos adultos
Crianças
A segurança e eficácia de Cinryze® em crianças com menos de 2 anos de idade não foram estabelecidas. Os dados que sustentam as recomendações posológicas em crianças com menos de 6 anos de idade são muito limitados

Tratamento de crises de angioedema	Prevenção pré-intervenção de crises de angioedema	Prevenção de rotina de crise de angioedema
2 a 11 anos, > 25 kg: 1.000 UI de Cinryze® ao primeiro sinal de início de uma crise aguda	2 a 11 anos, > 25 kg: 1.000 UI de Cinryze® no período de 24 horas antes de uma intervenção médica, dentária ou cirúrgica	6 a 11 anos: 500 UI de Cinryze® em intervalos de 3 a 4 dias é a dose inicial recomendada para a prevenção de rotina de crises de angioedema; o intervalo entre administrações pode ter de ser ajustado de acordo com a resposta individual. A necessidade constante de uma profilaxia regular com Cinryze® deve ser revista em uma base regular
Uma segunda dose de 1.000 UI pode ser administrada, se o doente não tiver respondido adequadamente após 60 minutos	2 a 11 anos, 10-25 kg: 500 UI de Cinryze® no período de 24 horas antes de uma intervenção médica, dentária ou cirúrgica	-
2 a 11 anos, 10-25 kg: 500 UI de Cinryze® ao primeiro sinal de início de uma crise aguda	-	-
Uma segunda dose de 500 UI pode ser administrada, se o doente não tiver respondido adequadamente após 60 minutos	-	-

Índice Remissivo

A

Ácaros, 31
Adrenalina autoinjetável, 93
Agamaglobulinemia ligada ao X, 120
Alenia, 204
Alerfin, 203
Alérgenos de baratas, 31
Alergia(s)
  a anestésicos locais, 163
  a antibióticos, anestésicos locais, insulina e
    radiocontrastes, 162
  à insulina, 164
  à penicilina e a outros antibióticos, 162
  à proteína do leite de vaca, 75
  a radiocontrastes, 165
  a veneno de insetos himenópteros, 103
  alimentar, 71
  ao látex, 169
  cutânea, 51
  no sistema gastrointestinal, 71
  ocular, 45
  respiratória, 1, 30, 34
Aletir, 199
Alomide, 200
Alrex, 201
Alterações no eixo IL-12/IFN-D, 114
Alvesco, 203
Anafilaxia, 87
  provocada por picada de insetos
    himenópteros, 92
Anestésicos locais, 162, 163
Angioedema, 61
  hereditário, 95
Antagonistas do receptor de leucotrienos, 7
Antak, 200
Anti-histamínico(s), 7, 93
  anti-H2, 200
  sistêmicos anti-H1
    clássicos, 198
    não clássicos, 199
Anti-inflamatórios não esteroides, 159
Antibióticos, 162
Anticolinérgicos, 202

Anticorpo
  anti-IgE, 207
  anti-IL-1, 212
  anti-IL-5, 210
  antirreceptor de IL-4, 211
  antirreceptor de IL-5, 210
Antileucotrienos, 206
Arterite de Takayasu, 149
Artrite sistêmica idiopática juvenil, 193
Asma
  alérgica, inflamação "tipo 2", 22, 29
  avaliação do controle da, 18
  classificações da, 13, 17
  intermitente, 17
  na criança, 22
  no adulto, 12
  persistente
  grave, 17
    leve, 17
    moderada, 17
Aspergilose broncopulmonar alérgica, 36
Aspirina, 159
Associação corticoide + β-adrenérgicos de ação
  prolongada, 204
Ataxia telangiectasia, 134
Atrovent®, 202
Avamys®, 197

B

Bambuterol, 202
Beclometasona, 197, 203
Benralizumabe, 21, 186, 210
Berinert®, 213
Berotec®, 201
β-adrenérgicos de curta duração, 201
Betametasona, 205
Biamotil D®, 200
Biológicos, 12, 20, 207
Bricanyl®, 202
Brometo de ipratrópio, 202
Broncodilatadores, 93
  na asma brônquica, 201
Bronfeniramina + fenilefrina, 198
Budesonida, 197, 203
Busonid aerossol oral®, 203

C

Calcort®, 205
CAPS (Cryopyrin associated periodic syndromes), 190
Ceramidas, 206
Ceratoconjuntivite
  atópica, 46
  primaveril, 46
Cereadin 3%®, 206
Cetihexal®, 199
Cetrizin®, 199
Cetotifeno, 198, 200
Cetrizin®, 199
Ciclesonida, 203
Ciclosporina, 200
Cirynze®, 213
Clemastina, 198
Clenil®, 197
  Compositum A, 204
  HFA spray jet, 204
Cold cream, 206
Colírios, 200
Combivent, 204
Conjuntivite
  alérgica, 45
    sazonal e perene, 46
  papilar gigante, 47
Corticoides intranasais, 7
Corticosteroides, 93
  inalatórios orais, 203
  sistêmicos, 205
  tópicos nasais, 197
Cortisonal, 205
Cremes hidratantes, 206
Cromoglicato dissódico, 200
Cromolerg®, 200

D

Decadron®, 205
Deficiência(s)
  de adesão leucocitária, 115
  de células natural killer, 110
  de componentes do sistema complemento, 116
  de IgA, 117
  de kinase mevalonato, 189
  de subclasses de IgG, 119
  do sistema complemento, 116
  específica de anticorpos antipolissacarídeos, 121
Deflaimmun®, 205
Deflanil®, 205
Deflazacorte®, 205
Dermatite
  atópica, 51
  de contato, 58
    alérgica, 58
    irritativa, 59
Descongestionantes tópicos e sistêmicos, 7
Desequilíbrio
  das citocinas, 182
  imunológico, 182
Desloratadina, 199
Dexametasona, 200, 205
Dexclorfeniramina, 198
Diprospan®, 205
Disfunção epitelial, 5
Distúrbios da imunidade inata e dos fagócitos, 110
Doença(s)
  autoinflamatórias sistêmicas, 187
    monogênicas, 188
    multifatoriais, 191
  de Behçet, 192
  de Still, 193
  gastrointestinais eosinofílicas, 82
  granulomatosa crônica, 112
Duovent N®, 204
Dupilumabe, 21,184, 211
Dupixent®, 211

E

Ebastel®, 199
Ebastina, 199
Efeitos
  adversos de biológicos, 183
  colaterais não imunológicos, 183
Emadine®, 200
Emedastina, 200
Epidrat®, 206
Epinastina, 199
Eritema nodoso, 150
Esofagite eosinofílica, 79

F

Fasenra®, 21, 210
Febre familiar do Mediterrâneo, 188
Fenoterol, 201
Fexofenadina, 199
Firazyr®, 212
Fisiogel®, 206
Flixotide spray®, 203
Florate®, 200
Fluormetolona, 200
Fluticasona, 197, 203
Flutinol®, 200
Foraseq®, 204
Fungos, 31

G

Granulomatose de Wegener, 144
Guia de prescrição farmacológica, 197

H

Hidrapel®, 206
Hidrocortisona, 205
Hidroxizina, 198
Hipersensibilidade, 182
   à aspirina e a outros anti-inflamatórios não esteroides, 159
Hipogamaglobulinemia transitória da infância, 118

I

Icatibanto, 212
Ilaris®, 212
Imunodeficiência(s)
   combinada(s)
      de linfócitos T e B, 126
      grave, 126
   comum variável, 123
   predominantemente de anticorpos, 117
   primárias, 109
Imunoglobulina intravenosa, 207
Imunomoduladores tópicos, 206
Imunoterapia
   com alérgenos, 8, 12, 22, 29
      via subcutânea, 30, 92
      via sublingual, 34
   injetável para veneno de insetos, 104
Inibidor(es)
   de C1 esterase derivado de plasma humano, 213
   de calcineurina, 206
Insulina, 162, 164

L

Label®, 200
Lactato de amônia, 206
Lactrex®, 206
Látex, 169
Levocabastina, 200
Levocetirizina, 199
Linfopenia idiopática de células T4 CD4+, 129
Livostin®, 200
Lodoxamida, 200
Loratadina, 199
Loteprednol, 201

M

Mastocitose, 175
   cutânea, 178
   sistêmica, 176
Maxicrom®, 200
Maxidex®, 200
Mepolizumabe, 21, 185, 210
Metaraminol, 93
Meticorten®, 205
Metilprednisolona, 205
MKD (*mevalonate kinase deficiency*), 189

M

Mometasona, 197
Montelair®, 206
Montelucaste, 7, 206

N

Nasocort®, 197
Necrólise epidérmica tóxica, 166
Neutropenia
   cíclica, 110
   congênita grave, 110
Norepinefrina, 93
Nucala®, 210
Nutraderm®, 206

O

Óleo de amêndoas doces, 206
Olopatadina, 201
Omalizumabe, 20, 183, 207
Opticrom®, 200

P

Patanol®, 201
Penicilina, 162
Picada/ferroada de insetos himenópteros, 104
Piemonte, 206
Pimecrolimo Elidel®, 206
Pneumonite de hipersensibilidade, 40
Polaramine Repetabs®, 198
Pólens, 31
Poliarterite nodosa, 146
Prednisolon solução oral®, 205
Prednisolona®, 205
Prednisona, 205
Predsim solução oral®, 205
Prelone®, 205
Prometazina, 198
Prurigo estrófulo, 106
Púrpura de Henoch-Schönlein, 142
Pustulose exantemática generalizada aguda, 168

R

Radiocontrastes, 162, 165
Ranidin, 200
Ranitidina, 200
Ranition®, 200
Ranytisan®, 200
Reação(ões)
   a aditivos alimentares, 84
   a drogas com eosinofilia e sintomas sistêmicos, 167
   adversas a biológicos, 181
   anafiláticas, 87
   cutâneas graves por fármacos, 166
   de hipersensibilidade
      a antígenos presentes na saliva de insetos, 106
      a fármacos, 153

tipo
α, sobre-estimulação (tempestade de citocinas), 181
β, hipersensibilidade, 182
δ, reatividade cruzada, 182
ε, efeitos colaterais não imunológicos, 183
γ, desequilíbrio imunológico (desequilíbrio das citocinas), 182
Reatividade cruzada, 182
Relestat®, 199
Restasis®, 200
Rimexolona, 201
Rinite
alérgica, 1
com inflamação "não tipo 2", 4
com inflamação "tipo 2", 4
associada a drogas, 6
gustatória, 6
hormonal, 6
infecciosa, 6
não alérgica com eosinofilia, 6
neurogênica, 5
vasomotora, 6
Rinossinusite
aguda, 11
crônica, 9
com pólipos nasais, 12
sem pólipos nasais, 11
Rupafin®, 199
Rupatadina, 199

S

Salbutamol, 202
Secuquinumabe, 212
Seretide
diskus®, 204
spray®, 204
Síndrome(s)
com febre recorrente, 188
da alergia oral, 78
de ativação mastocitária, 175, 176
de candidíase mucocutânea crônica, 136
de Chediak-Higashi, 133
de Di George, 130
de hiper-IgE, 125
de hiper-IgM, 122
de imunodeficiência, 130
de JOB, 125
de Kawasaki, 147
de Schnitzler, 189
de Stevens-Johnson, 166
de Wiskott-Aldrich, 131
IPEX, 135
periódica associada
à criopirina, 190
ao receptor do fator de necrose tumoral, 189
PFAPA, 191

Singulair®, 206
Baby®, 206
SJIA (systemic juvenile idiopathic arthritis), 193
Sobre-estimulação, 181
Solu-cortef®, 205
Solu-Medrol®, 205
Symbicort turbuhaler®, 204

T

Tacrolimo Protopic®, 206
Talerc®, 199
D®, 199
Tarfic®, 206
Tempestade de citocinas, 181
Terapia medicamentosa para angioedema hereditário, 212
Terbutalina, 202
Tobramicina, 201
Tobrex®, 201
TRAPS (TNF receptor-associated periodic syndrome), 189
Triancicolona, 197

U

Ureia, 206
Urticária(s), 61
agudas, 65
associada ou não a angioedema, 65
crônica(s)
espontânea, 66
induzida, 66
de contato, 59

V

Vasculite(s), 141
de Churg-Strauss, 145
de hipersensibilidade, 141
de vasos
de médio e grande calibres, 146
de pequeno calibre, 141
Vasopressina, 93
Vasopressores, 93
Vexol®, 201

X

Xolair®, 20, 207

Z

Zaditen®, 200
Zenhale®, 204
Zetalerg®, 199
Zetir®, 199
Zina®, 199
Zylium®, 200
Zyrtec®, 199
Zyxem®, 199